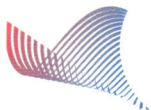

科普中国
CHINA SCIENCE COMMUNICATION
·肿瘤防控科普丛书

CFC 中国癌症基金会
Cancer Foundation of China

中国抗癌协会
CHINA ANTI-CANCER ASSOCIATION

丛书主编　支修益　田艳涛　付凤环　秦德继

U0738285

全面说 肝 癌

董家鸿　魏　来　卢　倩　主编

中国科学技术出版社
·北　京·

图书在版编目（CIP）数据

全面说肝癌 / 董家鸿，魏来，卢倩主编 . -- 北京：中国科学技术出版社，2025.4. --（科普中国·肿瘤防控科普丛书 / 支修益等主编）. -- ISBN 978-7-5236-1334-4

Ⅰ . R735.7

中国国家版本馆 CIP 数据核字第 2025W3Q640 号

策划编辑	宗俊琳　张　龙
责任编辑	王久红
文字编辑	张　龙
装帧设计	佳木水轩
责任印制	徐　飞

出　　版	中国科学技术出版社
发　　行	中国科学技术出版社有限公司
地　　址	北京市海淀区中关村南大街 16 号
邮　　编	100081
发行电话	010-62173865
传　　真	010-62179148
网　　址	http://www.cspbooks.com.cn

开　　本	880mm×1230mm　1/32
字　　数	86 千字
印　　张	5
版　　次	2025 年 4 月第 1 版
印　　次	2025 年 4 月第 1 次印刷
印　　刷	北京盛通印刷股份有限公司
书　　号	ISBN 978-7-5236-1334-4/R·3460
定　　价	48.00 元

科普中国·肿瘤防控科普丛书编委会

本书编委会

内容提要

　　本书为"科普中国·肿瘤防控科普丛书"之一，是一部有关肝癌诊断、治疗新进展的科普读物，由肝胆外科、肿瘤内科、放疗科、影像科、病理科、中医科、心理学、康复医学等领域专家联合编写。书中所述涵盖了肝癌的预防、筛查、诊断、治疗、康复五大方面，可帮助读者快速、全面地了解肝癌。本书内容翔实、阐释简明，知识性与趣味性兼备，既可为普通读者提供丰富的与肝癌相关的科普知识，又可作为社区或基层医务工作者的肝癌诊疗参考资料。

癌症是人类面临的重大公共卫生问题，是我国城乡居民的主要死亡原因。2022 年，我国有超过 482 万新发恶性肿瘤病例，约 257 万人死于恶性肿瘤。随着人口老龄化和工业化、城镇化进程的不断加快，加之慢性感染、不健康生活方式的广泛流行和环境污染、职业暴露等因素的逐渐累积，未来我国癌症防控形势依然严峻而复杂。

癌症的发生和发展是一个多因素、多阶段、复杂渐进的过程。随着现代医学的进步和科技的创新发展，恶性肿瘤已基本实现可防可治，世界卫生组织研究认为，大约 40% 的恶性肿瘤可以通过控制癌症危险因素、改变生活方式等避免。因此，广泛而有效地开展癌症科普宣传，使社会大众了解和掌握恶性肿瘤防治的核心知识，并在日常生活中主动采取有效的预防措施，比如控烟限酒、均衡饮食、进行适宜的体力活动、控制体重、接种疫苗、预防性治疗、早期筛查、控制致癌物质的暴露等，对于降低我国恶性肿瘤的发病率和死亡率具有非常重要的意义。

近年来，我国高度重视癌症防治的科普宣传工作，《"健康中国 2030"规划纲要》和《健康中国行动——癌症防治行动实施方案（2023—2030 年）》指出，要普及防癌健康科普知识，提高全民防癌抗癌意识，并制订了到 2030 年癌症防治核心知识知晓率达到 80% 以上的目标。为贯彻实施国家癌症防治行动，提升全民防癌抗癌意识，中国癌症基金会携手中国抗癌协会，启动"科普中国·肿瘤防控科普丛书"项目，组织全国癌症防治领域权威专家，倾力打造"科普中国·肿瘤防控科普丛书"。

"科普中国·肿瘤防控科普丛书"汇聚了国内多家医院的编写团队，凝聚了众多专家学者的心血和智慧，由中国科学技术出版社出版发行，具有很高的科学性、权威性和指导性。丛书主要集中于我国高发病率和高死亡率的癌种，聚焦肿瘤防控重点、社会关注热点、民众普及要点，以社会医疗问题和患者健康问题为导向，通过生动的案例、精美的插图和简洁的文字，向社会大众传递肿瘤防治核心知识，倡导每个人做自己健康的第一责任人，践行健康生活方式，积极防癌抗癌。

期望"科普中国·肿瘤防控科普丛书"能够成为健康中国建设的品牌科普作品，成为点亮癌症患者健康之路的明灯，照亮每一位读者的心灵，激起全民防癌抗癌的磅礴力量。

　　在此，感谢所有参与编写的专家及出版发行机构为丛书出版所做的努力！中国癌症基金会秉承科学、共济、仁爱、奉献的精神，致力于预防控制癌症，愿与大家一起，为建设一个没有癌症的世界而不懈奋斗！

中国癌症基金会理事长

肿瘤一直是危害人类健康的重大疾病，21 世纪以来，我国肿瘤的发病率和致死率逐渐上升。随着医学及其技术的进步，肿瘤已逐步成为"可防可治"的疾病。

当前，恶性肿瘤的发病率持续上升，普通民众的疾病知识与健康意识仍普遍不足，因此民众对肿瘤科普知识的需求越来越迫切。面对肿瘤，民众大多存有畏惧心理，主要根源在于普通大众缺乏肿瘤防治科普知识，往往抱有侥幸心理，祈祷疾病不要降临己身；又出于恐惧对医院望而却步，错过了最佳的治疗时机。

国内外相关研究显示，30% 的肿瘤能通过健康科普宣传、改变或改善不良生活方式获得有效防控。健康科普宣传对预防肿瘤发生、降低发病率和死亡率、提高病患生存质量具有重要作用。因此，肿瘤防治科普工作刻不容缓。

肿瘤防治，科普先行。科学严谨、紧跟前沿、知识准确、通俗易懂是民众对健康科普的基本要求。

作为我国肿瘤学领域历史最悠久、规模最大、水平最高、影响力最强的国家一级协会，中国抗癌协会一直以来非常重视癌症防治科普宣传，早在 2018 年就成立了我国肿瘤科普领域的第一支专业团队——中国抗癌协会肿瘤防治科普专业委员会。通过组建肿瘤科普专家团队、发展肿瘤科普教育基地、打造肿瘤核心科普知识库、开展多种科普主题活动、制订肿瘤科普指南、助力青年医师科普能力培训等方式，持续、系统地输出科学准确的肿瘤防治科普内容，为健康中国贡献肿瘤医学界的集体力量。

2022—2023 年，中国抗癌协会组织 131 000 余位权威专家，集体编写完成了我国首部《中国肿瘤整合诊治指南（CACA）》（以下简称《CACA 指南》），共计 800 余万字，覆盖 53 个常见瘤种（瘤种篇）和 60 项诊疗技术（技术篇），共计 113 个指南，横纵维度交叉，秉承"防筛诊治康，评扶控护生"十字方针，聚焦我国人群的流行病学特征、遗传背景、原创研究成果及诊疗防控特色，纳入中国研究，注重中国特点，兼顾医疗可及性，体现整合医学思维，是兼具中国本土特点和国际视野、适合中国人群的肿瘤指南体系。

健康科普类图书作为我国传播健康知识的有效途径之一，承担着普及健康知识、改善健康观念和保持健康行为的重要责任。此次由中国科协科普部指导、中国癌症基金会和中国抗癌协会组织编写、中国科学技术出版社出版的"科普中国·肿瘤防控科普丛书"以"肿瘤防治，赢在整合"的整合医学思想为指导，以《CACA指南》为依据，聚焦重点、关注热点、普及要点，以"防筛诊治康"为核心理念，以"评扶控护生"诊疗新技术、治疗新进展为主线，以社会医疗问题和患者健康问题为导向，制止流言、揭穿谎言、粉碎谣言，将民众对肿瘤防治知识的渴望和基层临床医生对肿瘤诊疗新技术、新药物、新规范的需求推进落地。

　　丛书的各分册由相关领域学科带头人牵头，凝聚了临床一线知名专家的集体智慧和心血。丛书内容优质、特色突出、吸引力强；语言简洁明了、生动有趣；编写结构新颖、形式活泼，带给读者轻松阅读的良好体验，且不失领域内的学科深度；有根有据，理论联系实际，使读者一看就明白，并能与自身情况相联系，推进自我健康管理与常见肿瘤防治，让民众理性识瘤、辨瘤，不盲目恐慌，充分激发科普宣传的主动性和创造性，真正造福广大民众。

在此，感谢所有参与编写的专家、出版发行机构为增强民众防治肿瘤的信心所做的努力、给予肿瘤防治研究与科普宣教的支持、为国家健康事业做出的贡献！

中国抗癌协会理事长

健康是促进人全面发展的必然要求，是经济社会发展的基础条件，是民族昌盛和国家富强的重要标志，也是广大人民群众的共同追求。习近平总书记在党的二十大报告中强调指出，要"推进健康中国建设""把保障人民健康放在优先发展的战略位置，完善人民健康促进政策"。健康既是一种权利，更是一种责任。维护自身健康是个人的首要责任，需强化自己是健康"第一责任人"观念。

为践行《"健康中国 2030"规划纲要》，2022 年 5 月 31 日，国家卫生健康委网站刊载了由中宣部、中央网信办、广电总局等 9 部委联合发布的《关于建立健全全媒体健康科普知识发布和传播机制的指导意见》（以下简称《意见》）。

《意见》的总体要求包括以保护人民生命安全、增强人民身体健康为出发点，以公众健康需求为导向，增加权威健康科普知识供给，扩大健康科普知识的传播覆盖面，为人民群众准确查询和获取健康科普知识提供便利，提升健康意识与素养。同时，提升健康信息的质量，发挥健康科普专家的作用，遏制虚假健康信息，净化健康科普知识传播环境。

根据《意见》，卫生健康行政管理部门应当加大健康科普知识供给力度，支持并鼓励医疗卫生行业与相关从业人员创作和发布更多、更优质的健康科普作品。

肿瘤科普，刻不容缓。

基于此，在中国科学技术协会科普部的指导下，中国癌症基金会与中国抗癌协会携手合作，牵头组织国内肿瘤防治领域权威专家，共同编写了"科普中国·肿瘤防控科普丛书"。

丛书聚焦我国常见的恶性肿瘤，邀请我国肿瘤防治领域学科带头人担任各分册主编和副主编，主要集中于我国高发病率和高致死率前十位的癌种，每个癌种独立成册。

丛书聚焦重点，关注热点，普及要点，以《中国肿瘤整合诊治指南（CACA）》的"防筛诊治康，评扶控护生"为主线，以社会医疗问题和患者健康问题为导向，以癌症领域的药物新研发、诊疗新技术、治疗新进展为主线，真正反映当前癌症各专业领域诊疗科普知识的"最新版"，本着

"及时制止流言、科学揭穿谎言、彻底粉碎谣言"的初衷，将民众对癌症防治知识和康复知识的渴望和基层临床医生对于癌症诊疗新技术、新药物、新规范的需求推进落地。

再次感谢各分册主编和编写人员的倾心投入和大力支持，感谢中国科学技术出版社的鼎力相助。相信此套丛书的出版将大力助推传播防癌、抗癌新知识，帮助患者树立战胜癌症的信心，普及科学合理的规范化治疗方法，希望能够对民众，尤其是肿瘤患者及其家属有所帮助，真正做到坦然说癌，科学规范治癌。

当前肿瘤防治的新知识不断涌现，限于篇幅，丛书中可能存在一些疏漏或不足之处，敬请广大专家、同行不吝给予指正。

　　肝癌作为我国发病率第 5 位，死亡率第 2 位的恶性肿瘤，如同一道阴影，悄然降临在无数人的生活中，不仅威胁着人们的身体健康，也给家庭和社会带来了沉重的负担。

　　《健康中国行动（2019—2030 年）》为癌症防治行动设立了具体目标，而目前肝癌诊治水平距离实现国家癌症防控目标还有巨大缺口，攻克肝癌已成为实现"健康中国"战略目标势在必行的重要行动，同时也是我国迫切需要解决的医疗卫生问题和科技创新问题。

　　肝癌的成因复杂多样，从病毒性肝炎的侵袭到不良生活方式的积累，都可能成为其滋生的温床。肝癌早期无明显症状，当患者开始感到明显不适时，往往已经较迟。不同阶段的肝癌治疗效果截然不同，早期肝癌可以通过多种方式得到根治，晚期肝癌则预后极差。遗憾的是，公众对这一恶性肿瘤的认识和理解严重不足，犹如一层神秘的面纱，笼罩在肝癌之上。比如，多数人对肝癌的基本知识、早期症状及预防措施知之甚少。这种信息的匮乏不仅导致了人们对肝癌的误解和忽视，还可能延误了早期发现和治疗的最佳时机。数据表明，我国2/3的肝癌患者在被确诊时，病情已发展到了中晚期阶段。患者若错失治疗时机，将不得不面对更为艰难的治疗过程、更高的复发风险及更差的预后状况。

因此，提高大众对肝癌的认知，是肝癌防治工作的重中之重。

这本由清华大学附属北京清华长庚医院联合多家兄弟医院精心编写的肝癌科普书，旨在揭开肝癌的神秘面纱，为读者深度呈现这一疾病的来龙去脉。为了实现这一目标，我们汇集了来自肝胆胰外科、肝胆内科、肝移植科、肿瘤科、放疗科、介入科、护理部等奋斗在肝癌防治一线各个领域的医学专家，从肝癌的预防、筛查、诊断、治疗、康复等多个角度，全方位为读者介绍这一疾病。同时，本书就如何选择适合自己的肝癌治疗方式、目前最前沿的肝癌治疗方法等读者关心的问题也做了详细介绍。为了帮助读者更好地理解肝癌，本书还特别设计了丰富的图表和案例分析，让复杂的医学知识变得通俗易懂。我们希望通过这些生动的实例，让读者能够更加直观地认识肝癌的危害，以及早期发现和治疗的重要性。

　　不论是感兴趣的读者，还是在抗击肝癌之路上的患者及其家属，我们都希望能为您答疑解惑，提供实用的建议和指导。通过传播科学、准确、实用的肝癌知识，提高对肝癌的认知，我们携手为大家的健康保驾护航。在此，我也邀请本书的读者，加入我们科普的行列，为践行健康中国共同奋斗。

　　在这个充满挑战与希望并存的时代，我们面临着诸多健康问题的考验。我国是全球乙型病毒性肝炎负担最大的国家，数据显示，2022 年我国 HBV 感染者达 7974 万人，且诊断和治疗率均较低，距离消除乙型病毒性肝炎的目标仍有差距。同时，酒精性肝病、非酒精性脂肪性肝病（NAFLD）的发病率也在逐年升高，造成沉重的社会经济负担。不仅如此，各类肝病患者都面临着癌症的阴霾：根据我国国家癌症中心发布的数据，2022 年全国原发性肝癌新发患者数 36.77 万，位列各种癌症新发患者数第 4 位，发病率位列第 5 位；2022 年因原发性肝癌死亡人数 31.65 万，死亡人数和死亡率均位列第 2 位。它不仅给患者带来了巨大的身心痛苦，也给家庭和社会带来了沉重的负担。因此，普及肝癌的相关知识，提高公众的健康意识，已成为我们共同的责任和使命。

　　本书旨在为广大读者提供一个全面、科学、易懂的肝癌知识平台。我们从肝癌的防、筛、诊、治、康多个方面切入，从基本概念讲起，力求用最简洁明了的语言，结合最新的研究成果和临床实践，为读者揭开肝癌的神秘面纱。

　　在本书中，您将了解到肝癌的常见致病因素，学会如何通过日常饮食和生活方式调整来降低患病风险。对于肝癌而言，早期的预防与筛查尤为关键。我们将介绍肝癌的高危人群如何定期监测健康状态，做到早诊、早治。本书详细讲述了目前肝癌治疗的主流方法，包括手术、介入、放疗、化疗、靶向治疗和免疫治疗等，帮助患者和家属更好地理解治疗过程，做出明智的选择。此外，我们也详细介绍了目前在肝癌治疗领域取得的最新进展和研究成果，希望通过我们持续不断的努力和探索，使每一位肝癌患者都能够获得最优质、最有效的治疗方案。肝癌患者的生活质量和康复也是我们关注的重心，本书为读者详细介绍了肝癌患者在康复过程中的注意事项，以期给予患者更多的关爱和支持，帮助他们重建生活的信心和希望。

　　科普工作是一项长期且艰巨的任务，需要医学界、媒体、患者及其家属、社会各界人士的共同努力。肝癌并非不可战胜的恶魔。随着医学科技的不断进步和医疗水平的不断提高，越来越多的肝癌患者正在获得更好的治疗效果和更高的生活质量。只要我们共同努力，加强科普宣传，提高公众的健康素养，就一定能够打赢这场抗击肝癌的战役。我们希望通过本书激发更多人对肝癌防治的关注，促进健康知识的传播，为构建健康中国贡献力量。

目 录

第1章

肝癌的预防

第2章

肝癌的筛查

第5章

肝癌的康复

第1章

肝癌的预防

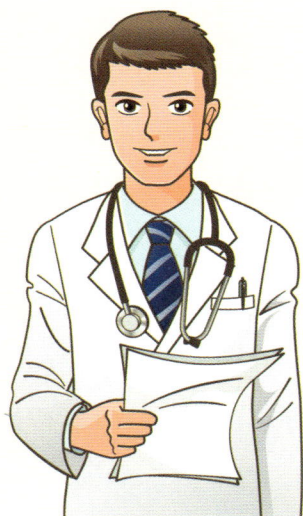

一、病毒性肝炎对肝脏健康的影响

　　大家往往"谈肝炎色变"，其实大可不必。了解肝炎常识、消除认识误区，有助于我们做好自身防护和病情控制。

◎ 病毒性肝炎患者的表现

　　肝炎是由多种传染性病毒和非传染性病原体引起的肝脏炎症，可导致一系列肝脏健康问题，其中常见的病毒性肝炎可分为甲型病毒性肝炎、乙型病毒性肝炎、丙型病毒性肝炎、丁型病毒性肝炎和戊型病毒性肝炎。导致这五种肝炎的病毒根据传播途径分为两大类：①甲型肝炎病毒和戊型肝炎病毒主要通过粪－口途径传播，患者食用或接触了被甲型肝炎病毒和戊型肝炎病毒污染的水、食物等，病毒入口导致感染，大多数是急性病程，经及时、规范的治疗，半年内可完全康复；②乙型肝炎病毒、丁型肝炎病毒和丙型肝炎病毒通过血液传播、母婴传播和性接触传播，可以表现为慢性肝炎，部分患者可发展为肝硬化，少数患者甚至可患肝癌。

病毒性肝炎急性期表现为乏力、食欲减退、恶心、上腹部不适、肝区痛，部分患者可有发热、皮肤和巩膜黄染、肝功能损害，极少数严重患者可出现肝功能衰竭，甚至死亡。慢性期往往症状轻微，甚至无任何临床症状，但肝功能可反复波动，迁延不愈。因肝功异常导致内分泌紊乱，患者手掌大小鱼际肌处皮肤出现充血或红色板块状，俗称"肝掌"；面部、颈部、上胸部等出现特发性毛细血管扩张症，形态似蜘蛛，俗称"蜘蛛痣"。慢性病毒性肝炎患者肝组织有不同程度的肝细胞坏死和纤维结缔组织增生，呈现慢性肝纤维化，如果不及时进行抗病毒治疗，部分可出现肝硬化和肝癌的不良结局。

◎ 肝硬化患者的表现

肝硬化可分为代偿期肝硬化和失代偿期肝硬化，可进一步分为 5 期。代偿期肝硬化可分为 1 期和 2 期：1 期患者无食管胃底静脉曲张及腹水；2 期无腹水、食管胃底静脉曲张出血，但内镜可看到食管静脉曲张。失代偿期肝硬化则分为 3 期、4 期和 5 期：3 期有腹水但无食管胃底静脉曲张出血；4 期以食管胃底静脉曲张出血为主，甚至有肝性脑病；5 期主要为脓毒血症及肝肾综合征等多器官功能损伤。

肝硬化患者可有乏力、食欲减退、腹胀、体重减轻等表现，出现面色黧黑、口角发炎、面部的毛细血管扩张等慢性肝病面容。因肝脏合成凝血因子功能下降，患者有出血倾向，如牙龈、鼻腔出血，女性月经过多，皮肤黏膜有出血点及紫斑。因内分泌系统失调，男性可出现性功能减退、乳房发育，女性可出现不孕及闭经。严重胸腹壁静脉曲张患者可在肚脐周围形成水母头形状，甚至可在曲张的静脉上听到血管杂音。35%～50% 的肝硬化患者有脾大，多为中度，偶有重度。若出现腹水，可表现为腹部移动性浊音阳性。若出现肝性脑病，可出现神志异常和扑翼样震颤。

◎ 肝癌患者的表现

肝癌通常指原发于肝脏的癌症。原发性肝癌依据癌细胞的类型，主要分为肝细胞癌（HCC）、肝内胆管细胞癌（ICC）和混合型肝癌（HCC-ICC）。其中，肝细胞癌是最常见的类型，其发生率占 85%～90%（甚至更高）。肝癌发病较为隐匿，其发病早期无特殊症状或痛感。随着疾病进展，肿瘤侵犯肝脏包膜，患者会表现为持续或间断性隐痛、钝痛，并随疾病的进展而加重；出现消瘦和腹胀、食欲减退、恶心、呕吐等消化道症状，甚至出现肿瘤破裂出血等症状。肝癌早期局限于肝实质内，逐渐发展可累及门静脉或下腔静脉等大血管，甚至发生肺脏、骨骼等肝外转移。

◎ "肝癌三部曲"是否可预防

综合以上内容，"肝炎—肝硬化—肝癌"被称为"肝癌三部曲"，但肝炎短期内一般不会发展成肝硬化和肝癌，只有慢性肝炎使肝细胞长期受到刺激才会发生硬化和癌变，所以远离肝炎、科学预防，就能有效减少肝硬化和肝癌的发生。WHO 提出，到 2030 年消除病毒性肝炎公共卫生危害，具体目标包括：将新发病毒性肝炎感染率降低 90%、死亡率减少 65%，以及诊断率和治疗率分别达到 90% 和 80%。目前慢性乙型病毒性肝炎和丙型病毒性肝炎的抗病毒药物已取得了突破性进展，"乙型病毒性肝炎可控制、丙型病毒性肝炎可治愈"，慢性病毒性肝炎患者应遵从医嘱，坚持规范化抗病毒治疗，降低肝硬化和肝癌风险，以提高生活质量和长期生存率。

二、饮酒对肝脏健康的影响

◎ 肝脏是最容易受到酒精损伤的器官

　　我国的酒文化源远流长，但是，酒精对身体的损伤却不容忽视。摄入体内的酒精除了少量经呼吸和尿液代谢外，95%以上在体内分解代谢，因此肝脏是最重要的酒精代谢器官，也是最容易受到损伤的器官。近年来，我国年人均饮酒量逐年上升，从1990年的7.1L一跃升至2017年的11.2L，且仍有上升趋势。酒精性肝病是长期大量饮酒所致的肝脏疾病，初期通常表现为脂肪肝，进而可发展成酒精性肝炎、酒精性肝纤维化和酒精性肝硬化，严重酗酒时可诱发肝功能衰竭，少数患者甚至可患上肝癌。

　　酒精的主要成分乙醇在肝脏内先氧化成为乙醛，再转变为乙酸，最后代谢为二氧化碳和水排出体外。在乙醇的代谢过程中，产生大量活性氧，使人体发生氧化应激反应，损伤肝细胞。需要注意的是，乙醛对肝脏的毒性作用远高于乙醇本身。乙醛可与肝细胞内蛋白质形成复合物，影响肝脏代谢和解毒功能、诱导异常的免疫反应、促进氧自由基产生而破坏细胞膜和细胞骨架、干扰线粒体氧化磷酸化而影响肝细胞产生能量。另外，过量饮酒者肠道内毒素产生增加且肠壁对内毒素通透性增加，从而使进入肝脏的内毒素水平增加，诱导肝脏损伤。

◎ 酒精对肝脏毒性的影响因素

并非所有过量饮酒后的人均出现肝脏损伤，不同的人对酒精引起的肝脏毒性反应不同，原因如下。

① 酒精代谢的遗传性差异

我们日常说的"酒量好坏"，正是个体遗传学差异的体现。这是因为不同基因型的乙醇脱氢酶和乙醛脱氢酶导致了个体不同的酒精代谢能力，从而引起个体饮酒后发生肝脏损伤的差异。

② 饮酒量和饮酒方式

一般认为乙醇摄入量男性≥40克/天，女性≥20克/天，或者 2 周内有大量饮酒史，折合乙醇量＞80 克 / 天时易发生酒精性肝病。乙醇摄入量（克）的计算方法：饮酒量（毫升）× 乙醇含量（%）×0.8。此外，不同的饮酒方式也会对发生酒精性肝病产生一定的影响。例如，空腹饮酒较伴有进餐的饮酒方式更易造成肝损伤。

③ 合并慢性肝炎病毒感染

慢性肝炎患者与正常人相比，过量饮酒更容易发生肝脏损伤并促进肝脏炎症、纤维化的发展。即使摄入正常量酒精，慢性肝炎患者也有可能在原有肝脏疾病基础上导致肝脏损伤加重。

④ 性别

与男性相比，女性对酒精介导的肝毒性更敏感，表现为更小剂量和更短的饮酒期限就可能出现更重的酒精性肝病，也更易发生严重的酒精性肝炎和肝硬化。

⑤ 营养状况

长期饮酒者多不能保持正常的饮食结构，因此常有多种营养物质的缺乏，导致肝细胞耐受酒精毒性的阈值下降，容易出现肝细胞损伤。

◎ 适量饮酒是否有益健康

有句话叫"适量饮酒有益健康"，那么适量饮酒对身体是好还是坏呢？红酒被认为能够"软化血管、美容养颜"；白酒被认为能够"杀菌保健"；更有一些保健酒深受老年人的喜爱。曾经有研究表明，少量饮酒有助于降低心血管疾病和 2 型糖尿病的风险。《柳叶刀》发布的报告中却指出，喝酒的安全剂量为 0。研究人员做了一项针对 2800 万人的调查，通过研究分析 1990 — 2016 年来自 195 个国家和地区的数据，对年龄、性别、饮酒频率，以及饮酒量等进行分析，最终得到了全球范围内酒精摄入与死亡、残疾、疾病之间的关系。研究人员认为，"喝酒对健康有益，这个多年来被深信的观点，是时候被改写了。本次研究的结果证明，没有所谓的适量饮酒有益健康一说，不喝酒，对健康才最好！"

三、肥胖对肝脏健康的影响

◎ 肝脏会变胖

肥胖，只是胖脸、胖肚子、胖腿吗？其实肝脏也会悄悄变胖。正常情况下，肝脏的含脂量为 3%～5%。当肝内脂肪来源超过肝脏分解能力时，脂肪会在肝细胞内蓄积，形成非酒精性脂肪性肝病，也称为代谢相关脂肪性肝病（本文简称脂肪肝）。肥胖人群脂肪肝的发病率是非肥胖人群的5 倍。全球脂肪肝患病率估算为 33%，也就是每 3 个人中就有 1 个脂肪肝患者。随着饮食结构的变化，如高糖、高脂、高热的饮食习惯，以及久坐少动的生活方式，肥胖和脂肪肝患病率逐年上升，脂肪肝目前已经超过病毒性肝炎成为我国第一大慢性肝病。脂肪肝是一组疾病谱，包括单纯性脂肪肝、非酒精性脂肪性肝炎及其相关纤维化和肝硬化。脂肪肝与代谢综合征和 2 型糖尿病互为因果，共同促进冠心病、慢性肾脏病、肝脏失代偿，以及肝细胞癌等恶性肿瘤的发病。

◎ 肝脏为何会变胖，对全身有何影响

肝脏是我们机体调节能量和糖脂代谢的中枢器官，肝脏和脂肪组织对营养过剩的抵抗能力决定了脂肪肝的发生和进展。脂肪组织功能障碍及胰岛素抵抗和炎症反应引起肝脏甘油三酯合成增多及氧化利用和转运减少，导致肝脏脂肪沉积；肠道菌群紊乱、糖脂毒性等附加打击通过诱发线粒体功能障碍、内质网应激、脂质过氧化损伤等导致肝脏炎症损伤和星状细胞活化，从而引起脂肪性肝炎、肝纤维化和肝细胞癌。此外，脂肪沉积的肝脏还可以通过胰岛素抵抗、糖脂代谢改变、氧化应激和炎症损伤，参与代谢综合征的发病，形成恶性循环。

◎ 如何诊断代谢相关性脂肪性肝病

脂肪肝患者往往起病隐匿且进展缓慢，一般无症状。少数患者有乏力、右上腹不适、睡眠障碍、便秘等症状。部分患者有肝脏肿大，少数患者还可伴有脾大。发展到肝

硬化、肝癌阶段时与其他原因所致的肝硬化和肝癌症状相似。确诊代谢相关脂肪性肝病需要病理或影像学提示肝脏脂肪变，排除过量饮酒（每周乙醇摄入量男性≥210g，女性≥140g）和可以导致脂肪肝的其他原因，并且至少存在1项代谢综合征组分（超重/肥胖、动脉血压增高/高血压病、糖尿病前期或2型糖尿病、甘油三酯增高、高密度脂蛋白胆固醇下降）。

◎ 如何给肝脏瘦身

减轻体重对所有脂肪肝患者均有益。如果体重下降5%，肝脏脂肪变性减轻；体重下降7%～10%还可以使转氨酶降至正常并改善肝纤维化。要想减轻体重，就得"管住嘴，迈开腿"。在保证营养充足、均衡的同时，限制总膳食热量摄入可以改善肥胖和脂肪肝。我们还需要调整饮食结构：①减少油炸食品、饱和脂肪酸的摄入，同时食用橄榄油、深海鱼等，保证不饱和脂肪酸的摄入；②保证蛋白质摄入充足，用来维护肝脏正常功能及修复；③饮食要限糖，研究发现低血糖生成指数食物有助于减轻肝脏脂肪变性；④多吃些富含膳食纤维的粗粮、谷类，保证维生素、矿物质的摄入。此外，避免久坐少动，坚持快走、慢跑等中等强度有氧运动，每次 30～60 分钟，每周 5 次；或者高强度有氧运动每次 20 分钟，每周 2 次。2024 年 3 月 14 日，美国食品药品管理局批准甲状腺激素受体（THR）-β 口服选择性激动药 Resmetirom 上市，用于治疗伴有肝纤维化的脂肪性肝炎成人患者，这是美国食品药品管理局批准的首款治疗脂肪性肝炎的创新药物，目前还有多款脂肪性肝炎的新药正在进行临床试验。对于重度肥胖的 2 型糖尿病患者，以及中度肥胖但保守治疗不能有效控制血糖的 2 型糖尿病患者可考虑减肥手术。脂肪肝相关肝硬化失代偿期患者和早期肝癌患者可考虑肝移植手术，术后仍需控制体重和防止糖脂代谢紊乱。

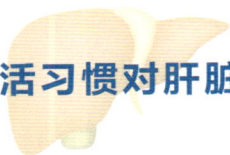

四、不良生活习惯对肝脏健康的影响

　　肝脏是沉默的器官，肝病早期往往明显的症状，很容易被人忽视，因此我们需要主动保护肝脏。保护肝脏不能只停留在口头上，而是要多注意生活细节，首先就要改变一些不良的生活习惯。除了前面提到的饮酒和肥胖，生活中还有哪些影响肝脏健康的不良生活习惯呢？

◎ 长时间熬夜

　　现如今生活节奏很快，白天忙于工作，下班忙于家庭，到了深夜才有自己的时间，所以很多人都习惯熬夜。中医认为，晚上 11 点到次日 3 点之间属于经脉运行到肝胆的时间，此时肝脏的气血会比较充盈，如果保持睡眠状态，有助于肝脏排毒。熬夜则会让肝脏血流不足，影响肝细胞的营养摄取，损伤肝脏功能。熬夜还会导致免疫系统功能下降，增加肝脏炎症的风险。原本就有肝脏疾病的人，再继续熬夜会让病情更加严重。

◎ 吸烟

吸烟时，人体会吸入尼古丁、一氧化碳、烟碱和其他有害物质。这些物质进入人体后容易导致癌症，尤其是肺癌；增加心脑血管疾病风险；加重肝脏解毒负担，导致肝脏的血管收缩，门静脉压力升高，增加慢性肝病患者肝组织炎症程度，还加快肝纤维化进程，影响治疗效果，也可能增加肝癌的发生。

◎ 滥用药物

俗话云："是药三分毒。"意思就是说，药虽能治病，但也会有不良反应，服用时必须慎重。药物代谢主要在肝脏进行，肝脏也是药物损伤的主要器官。生活中有些人也存在药物滥用的行为，如没有必要吃药的疾病非要吃药，有必要吃药的疾病自行加大药量，这样很容易使肝脏受到药物侵害，导致药物性肝损伤。

◎ 爱吃添加剂较多的食物

有些人因为忙或其他原因，经常吃一些添加剂很多或深加工食物。这些食物保质期很长，意味着它们有很多的添加剂和防腐剂，这些物质会影响到身体健康，会加重肝脏的代谢负担，使得肝脏的解毒功能受到影响。为了健康，用天然的食材做出美味的饭菜才是最优选择。

◎ 容易发怒、生气

中医学认为"喜伤心，怒伤肝，思伤脾，忧伤肺，恐伤肾"，这五种情志，分属五脏，太过就会伤害相应的脏器。肝主情志，过怒会影响肝气疏泄，引起肝郁气滞，表现为情志不畅、唉声叹气、两胁胀痛、月经不调等。

◎ 暴饮暴食

很多朋友在心情不好的时候都会选择暴饮暴食来让自己心情舒畅，但暴饮暴食不仅对胃肠道不好，还会加重肝脏的负担，影响胆汁分泌，并导致过多的脂肪堆积在肝脏，肝功能可能会受到损伤。建议养成少量多餐的习惯，不要吃得太油腻。

五、肝硬化患者如何应对肝癌

"肝炎—肝硬化—肝癌"被称为"肝癌三部曲"。肝硬化是肝炎的进展阶段，但不是所有肝硬化患者都会发展为肝癌，只要积极配合医生治疗，就能延缓向肝癌发展，进而延长寿命，提高生活质量。

◎ 做好预防工作

肝硬化是因为多种因素引起的肝脏实质性损害，因此需多重视发病原因，及早治疗慢性肝炎，防止长期或反复肝损伤。同时要注意休息，保持情绪稳定，精神抑郁、情绪波动大及脾气暴躁等都会影响肝功能，加快病情发展进程，需树立能战胜疾病的信心，及时消除思想上的负担，有利于病情稳定。

◎ 根据病因治疗

不管是哪种疾病都要及时找出病因，然后针对性治疗，肝硬化也是如此。积极治疗原发病就能延缓病情发展，进而提高患者生存期。若是病毒性肝炎诱发的肝硬化，需积极接受抗病毒治疗；酒精性肝硬化需严格戒酒；脂肪肝相关肝硬化患者需积极减重；血吸虫病导致的肝硬化需及早进行杀虫治疗等。

◎ 合理用药

肝硬化患者需要合理用药，就拿乙型病毒性肝炎代偿期肝硬化患者来说，需积极接受口服抗病毒药物治疗，抑制病毒复制，治疗简单且不良反应小；也可以用干扰素治疗，除抗病毒外还可以提高免疫力，但不良反应相对较大。乙型病毒性肝炎失代偿期肝硬化患者则不适合干扰素治疗，只能应用口服抗病毒药物。部分肝硬化患者经过积极抗病毒治疗，可延缓疾病进展甚至逆转为非肝硬化状态，所以我们一定要树立对正规治疗的信心。

◎ 手术治疗

严重的肝硬化患者，尤其是肝衰竭或合并早期肝癌患者需通过肝移植的方式治疗，以避免肝硬化引起的并发症，如腹水、食管胃底静脉曲张破裂出血、肝性脑病等。不过肝脏移植手术难度大，需面临着多种问题，如肝源选择、治疗费用、术后抗排异治疗等。

◎ 支持治疗

早期肝硬化，肝脏正处于代偿期，此时应保持适度运动，注意劳逸结合。可以选择力所能及的家务活动或其他运动，如散步、有氧操或打太极拳等。运动以身体感觉不到疲劳为宜。当肝脏处于失代偿期时需多注意休息，必要时需卧床休息，这样能减轻对肝脏的负担。另外用药方面需做到精而少，滥用药物势必增加肝脏负担，影响病情恢复。

◎ 调整好饮食

肝硬化患者饮食以高维生素、高蛋白质、低脂肪为宜，一日三餐定时定量，同时控制饮食量，不能暴饮暴食。可选择新鲜蔬果和豆制品，适当摄入牛奶、瘦肉和蛋类等。肝功能减退或伴有肝昏迷时，需适当限制蛋白质摄入，遵循低盐饮食，不能吃坚硬带刺的食物，以免导致食管胃底静脉曲张破裂引起上消化道出血。

◎ 定期筛查

肝硬化患者为肝癌的高危人群，应至少每半年进行1次肝癌筛查。目前推荐的筛查方法是甲胎蛋白联合腹部B超。甲胎蛋白是肝癌的一项特异性指标，大部分肝癌患者甲胎蛋白的数值升高，也有少部分患者甲胎蛋白正常或升高并不是特别明显。所以，不能单纯依据甲胎蛋白的数值判断患者是否患肝癌。腹部B超发现肝脏占位后可进一步行腹部增强CT或MRI检查，必要时行肝穿刺活检，这是诊断肝癌的金标准。

第2章

肝癌的筛查

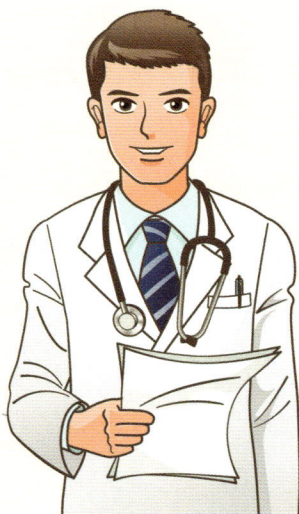

一、为什么要进行肝癌筛查

　　我国是肝癌大国，肝癌发病率和死亡率高于欧美等发达国家，随着医疗水平提升和肝炎疫苗的普及，我国肝癌发病率和死亡率近年已呈下降趋势，但每年肝癌新发病例和死亡病例仍占全球一半以上。2022年根据我国国家癌症中心发布的数据显示全国原发性肝癌发病患者人数为36.77万，位列各种癌症新发患者人数第4位，发病率位列第5位；2022年因原发性肝癌死亡人数为31.65万，死亡人数和死亡率均位列第2位。因此，肝癌的早发现、早诊断、早治疗已逐渐成为显著降低死亡风险的必然趋势。

　　90%以上肝癌病因学较为明确，包括乙型肝炎病毒感染、丙型肝炎病毒感染、酒精、非酒精性脂肪肝病和糖尿病等，以及致癌物的长期暴露，如黄曲霉毒素和马兜铃酸等，肝癌家族史可显著增加病毒感染人群的肝癌发病风险。

　　临床初诊的肝癌患者约85%已为晚期，错过了最佳手术时机，5年生存率仅为12.1%，远低于其他常见癌症。但是我们也不必"谈癌色变"，早期肝癌接受根治性手术疗效良好，5 年总生存率可达到 69.0%～86.2%。

　　肝癌的筛查是一项国家公共卫生计划，通过在社区或医院人群中进行筛查，利用有效、简便、经济的检查方法，将肝癌高危人群与健康人群区分开来，发现伴有肝癌风险的人群，使其加入肝癌的终身监测计划，以便进行后期的进一步诊断、治疗或随访，实现肝癌的早诊和早治。肝癌筛查对于提高肝癌患者的总体生存率具有重要意义，旨在降低肝癌相关死亡和总体肝病相关死亡。

二、哪些人群应当参加肝癌筛查，多久做一次筛查

◎ 哪些人需要特别重视肝癌早筛

① 年龄与性别

年轻人并非肝癌的高发人群，过早开始肝癌筛查可能会浪费宝贵的时间和金钱。根据卫生经济学测算，从 40 岁开始肝癌筛查最具有性价比。从肝炎到肝癌的演变过程，往往是典型的三部曲，一般要经历"慢性肝炎—肝硬化—肝癌"这样一个过程，通常需要 10～20 年的时间，因此，40—50 岁是肝癌的高发期。我国男性肝癌的发病率远超女性，可能与男性更容易接触到烟草、酒精等致癌因素有关，因此男性应更加重视肝癌的早筛。

② 慢性乙型肝炎病毒感染

乙型肝炎病毒感染是全球范围内肝细胞癌的首要病因，尤其是在东亚和非洲国家。我国国家癌症中心对 1823 例肝细胞癌患者病因分析结果显示，86% 为乙型肝炎病毒单纯感染，6.7% 为乙型肝炎病毒和丙型肝炎病毒混合感染。研究显示，乙型肝炎表面抗原（hepatitis B surface antigen，HBsAg）阴性的隐匿性乙型肝炎病毒感染者，肝细胞癌发生风险较非乙型肝炎病毒感染者显著增加。

在抗病毒治疗时代，恩替卡韦（Entecavir，ETV）、富马酸替诺福韦二吡呋酯（Tenofovir Disoproxil Fumarate，TDF）及富马酸丙酚替诺福韦酯（Tenofovir Alafenamide Fumarate，TAF）等抗病毒药物的应用，显著降低了乙型肝炎病毒患者进展为肝硬化及肝细胞癌的风险。α 干扰素（IFN-α）是另一类抗病毒药，也可降低慢性乙型肝炎病毒患者进展为肝癌的风险。但是，接受抗病毒药物治疗并不能完全消除慢性乙型肝炎病毒感染进展为肝癌的风险。

③ 慢性丙型肝炎病毒感染

丙型肝炎病毒感染发生肝细胞癌归因于丙型肝炎病毒所致的肝硬化。在北美，59% 的肝细胞癌由于丙型肝炎病毒感染；北欧地区为 28%，欧洲其他地区为 40%；非洲中北部为 79%。在我国，丙型肝炎病毒单独感染仅占肝细胞癌全部病因的 1.7%～2.5%，丙型肝炎病毒合并乙型肝炎病毒感染者占 6.7%。聚乙二醇干扰素（PegIFN）或直接抗病毒药物（direct-acting antivial drug，DAA）均能有效降低丙型肝炎病毒相关肝硬化及肝细胞癌发生的风险。

④ 酒精性肝病

酒精性肝病是欧美国家肝细胞癌的主要病因之一，仅次于丙型肝炎病毒或乙型肝炎病毒感染。据《中华肝脏病杂志》报道的一组饮酒与肝癌关系的数据，我国嗜酒者约占总人口数的 4.5%，约为 6200 万。大量饮酒者肝癌的风险高于不饮酒者 2.07 倍，即使为少量饮酒者，其肝癌发生的风险亦高于不饮酒者。每天饮酒折合酒精量 25 克、50 克和 100 克者，发生肝癌的风险较不饮酒者依次增加为 1.19 倍、1.40 倍、1.81 倍，吸烟、肥胖和糖尿病等与酒精之间存在交互增强肝细胞癌风险的关系。一项 Meta 分析显示，戒酒后肝细胞癌患病风险每年可下降 6%～7%，但降至非饮酒者的风险等级则需 23 年。

⑤ 非酒精性脂肪肝病和糖尿病

非酒精性脂肪肝病（NAFLD）是目前全球最常见的肝脏疾病，正在成为肝细胞癌的重要病因。据《中国脂肪肝防治指南》显示，我国平均每 3 个人中，就有 1 人患有脂肪肝。脂肪肝的患病率不断攀升，目前已超越乙型病毒性肝炎等病毒性肝炎，成为全球第一大肝脏疾病。从脂肪肝到肝癌，只需要四步，"单纯性脂肪肝—脂肪性肝炎—肝纤维化—肝硬化—肝癌"。一项涉及欧洲约 13 万 NAFLD 或非酒精性脂肪性肝炎（nonalcoholic steatohepatitis，NASH）患者的研究显示，NAFLD 或 NASH 患者的肝癌风险较普通人群提高了 3.51 倍，在没有肝硬化背景的肝细胞癌患者中，NAFLD 患者比例高达 26.3%。我国一项社区人群前瞻性队列研究中，只有肝功能异常，即谷氨酸氨基转移酶（alanine aminotransferase ALT）≥80U/L 的 NASH 患者，发生肝细胞癌的风险较对照组增加了 4.41 倍。NAFLD 伴糖尿病患者，其发生肝细胞癌的风险比正常人高 1.8～2.5 倍，在各种族中均是肝细胞癌发病和预后的独立因素。

⑥ 致癌物暴露

饮食中黄曲霉毒素 B_1（aflatoxin B_1，AFB_1）是一种毒性物质，肝脏是黄曲霉素最主要的作用靶器官。黄曲霉素暴露是造成撒哈拉以南非洲、东南亚和我国部分农村地区肝细胞癌高发的重要原因，国际癌症研究署（International Agency for Research on Cancer，IARC）于 1987 年将其列为Ⅰ类致癌物。AFB_1 本身的直接致癌作用存在争议，但研究显示，黄曲霉毒素 B_1 与乙型肝炎病毒感染之间存在很强的交互作用。研究显示，在乙型肝炎表面抗原阴性人群中，单纯黄曲霉毒素 B_1 暴露增加致肝细胞癌的风险为非暴露者的 1.9 倍，当叠加慢性乙型肝炎病毒感染时，肝细胞癌风险可增高至 60.1 倍。随着我国政府改水改粮措施的实施，黄曲霉毒素 B_1 在我国肝癌高发区人群中的暴露水平已有显著下降，其在我国肝细胞癌病因学中的贡献度也正在逐渐减弱。

马兜铃酸（aristolochic acid，AA）存在于马兜铃属及细辛属等植物中，是很多中草药方的常见成分。2012 年，马兜铃酸被国际癌症研究署列为Ⅰ类致癌物。通过对肝细胞癌的基因组特征分析提示，亚洲人群肝细胞癌中具有马兜铃酸特征性突变的比例远高于欧美人群，尤其是我国台湾地区高达 78%。在乙型病毒性肝炎患者中，马兜铃酸暴露与肝细胞癌风险之间存在剂量反应关系。

7　肝癌家族史

肝癌是有家族聚集性的，这种现象称为遗传易感性，具有肝癌家族史的乙型肝炎病毒感染者有更高的肝细胞癌风险。一项对我国台湾地区居民随访的研究显示，在乙型肝炎表面抗原阴性人群中，无肝癌家族史者肝细胞癌累积发病率为 0.62%，伴肝癌家族史者为 0.65%。但在乙型肝炎表面抗原阳性人群中，无肝癌家族史者肝细胞癌累积发病率为 7.5%，伴肝癌家族史者肝细胞癌累积发病率高达 15.8%。同样，肝癌家族史也能增加丙型肝炎病毒感染者的肝细胞癌发病风险。

不良的饮食习惯也有可能导致肝癌发生，如长期吃亚硝酸盐食物像咸菜、高脂肪食物。长期接触化学毒物，如亚硝胺；长期处于吸烟的环境等，这些也是可能引发肝癌的。此外，慢性胆道疾病、血色病、肝卟啉病及 α_1- 抗胰蛋白酶缺乏症等引起的肝硬化可能会增加肝细胞癌的风险，但在世界范围内占比均很小。

◎ 应该多久做一次肝癌筛查

对于没有肝癌危险因素的健康人群，一般 1～2 年进行 1 次肝癌筛查即可。对于有一定危险因素的人群，根据国家卫生健康委员会《原发性肝癌诊疗规范（2019 年）》，将具有乙型病毒性肝炎和（或）丙型病毒性肝炎、过度饮酒、非酒精性脂肪性肝炎、长期食用被黄曲霉毒素污染的食物、各种其他原因引起的肝硬化，以及有肝癌家族史（尤其是年龄＞40 岁的男性）的人群列为肝癌高危人群，建议至少每隔 6 个月进行 1 次检查。

三、常见肝癌筛查都有哪些项目

随着我国分级诊疗制度的不断推进，基层医疗资源配置和卫生服务能力的持续提升，基层医疗卫生机构已成为许多癌症早期筛查的重要力量。但考虑到人数众多，以及筛查成本问题，当前我国肝癌基层筛查主要基于血清甲胎蛋白检测和肝脏超声检查。

◎ 血液学筛查方法

① 甲胎蛋白

甲胎蛋白（AFP）是目前全球应用最广泛的肝癌标志物。甲胎蛋白在胎儿血液循环中具有较高的浓度，出生后开始下降，在成年人血液中含量极低。当肝细胞发生恶变的时候，大量的甲胎蛋白入血，会出现甲胎蛋白升高，当甲胎蛋白≥400μg/L 时，应高度怀疑肝癌。甲胎蛋白在活动性肝炎、妇科肿瘤及畸胎瘤等疾病中均可出现增高现象，因此出现甲胎蛋白升高也并不一定是肝癌，需在专科医生指导下做进一步影像学诊断。此外，临床上约40%肝癌患者为甲胎蛋白阴性，因此需要增加其他肝癌标志物配合提高检出率。

② 异常凝血酶原

异常凝血酶原（DCP）也称维生素 K 缺乏或拮抗药Ⅱ诱导的蛋白质（PIVKA-Ⅱ）。在缺乏维生素 K 的情况下，肝细胞不能合成正常的凝血因子（Ⅱ、Ⅶ、Ⅸ、Ⅹ），只能合成无凝血功能的异常凝血酶原。肝癌细胞对凝血酶原前体的合成功能异常，从而生成大量的异常凝血酶原，因此异常凝血酶原测定是反映肝细胞癌的一种标志物。在极早期和早期肝癌中，异常凝血酶原检出肝癌的比例（55.6%和61.1%）都明显高于甲胎蛋白（22.2%和16.7%），是早期肝癌筛查的良好手段。

◎ 影像学筛查方法

① 腹部超声检查

腹部超声是利用超声波观察病变的方法，具有无辐射，操作简单、价格经济等特点，腹部 B 超筛查肝脏肿物的诊断效能较高。目前，腹部超声检查是大部分体检机构常规开展的肝癌项目，也能同时检查胆囊、脾脏、胰腺、肾脏的病变，是体检的"全能选手"。

② 其他影像学检查

其他影像学方法还包括超声造影检查、CT、MRI、数字减影血管造影（DSA）、核医学影像学检查等，其中增强 CT、MRI 检查为明确肝癌诊断的常规方法，但作为诊断和治疗规划方法，一般不用于常规筛查。

◎ 联合筛查

由于腹部超声检查往往容易受检查者操作、经验及被检查者脂肪厚度等影响，且单纯血清甲胎蛋白升高无明显特异性，所以血清甲胎蛋白联合腹部超声有助于提高肝癌早期检出率，一般体检和筛查中通常会同时对以上两项进行检查。

四、其他筛查方法

近些年，通过不断研究发现"液体活检"包括循环游离微小核糖核酸（miRNA）、循环肿瘤细胞（CTC）、循环游离脱氧核糖核酸（cfDNA）、循环肿瘤脱氧核糖核酸（ctDNA）、游离线粒体脱氧核糖核酸、游离病毒脱氧核糖核酸、细胞外囊泡血清甲胎蛋白异质体（AFP-L3）等，也在肝癌的早期筛查中表现出一定的作用为肝癌筛查提供了重要临床价值和更多选择。一些医疗机构可以通过抽血进行以上项目的检查。

总之，如果患者有肝癌的高危因素，但暂时未确诊肝癌，则需要定期筛查。目前主要我国专家共识认为：腹部超声联合甲胎蛋白为慢性肝病患者肝癌常规筛查方法；多模式肝脏 MRI 和（或）CT 为加强筛查方法。

五、筛查后怀疑有肝癌应该怎么办

如果体检筛查出现阳性结果，也不要惊慌，应该尽快去肝胆胰外科寻求专科医生帮助。

◎ 调整心态

癌症患者心理会经历五个阶段的变化，分别是否认期、愤怒期、协商期、抑郁期、接受期，需要积极调整心态。

● 否认期：患者刚刚知道自己得了癌症以后，觉得无法接受，就会去否认自己得肿瘤的事实，属于一种心理防御方式，可以降低自身对于疾病的恐惧的程度。

● 愤怒期：患者在逐渐接受了自己得肿瘤的事实后，就会从恐惧转为愤怒，情绪比较强烈，爱哭闹、恐慌、冲动等。

● 协商期：协商期的患者求生欲望很强，有良好的依从性，希望能得到好的治疗，但是有时候也会出现病急乱投医的情况，需要寻找对的医生来进行治疗。

• 抑郁期：因为癌症患者在接受治疗的过程中，有可能出现效果不佳，抑或由于治疗的不良反应、经济负担，从而出现抑郁的情绪。

• 接受期：患者的情绪逐渐稳定，重新接受肿瘤这个事实，然后调整好心态，采取积极的态度来应对肿瘤。

筛查考虑肝癌，并不意味确诊，更不能明确疾病分期和程度，因此不必过度焦虑紧张，调整心态，正确面对，积极进行进一步诊断。

◎ 进一步检查

正如前面所说，在肝癌的筛查当中，并非所有肝癌患者都会出现甲胎蛋白升高，约 1/3 的患者甲胎蛋白水平是正常的。而早期肝癌患者往往不表现出症状，因此还需结合相应的影像学检查，包括腹部超声、超声造影、腹部增强CT、MRI 等，必要时需进行肝脏肿瘤穿刺活检以明确诊断。

针对血清甲胎蛋白阴性的人群，临床上还可以借助其他的肝癌早筛标志物，如甲胎蛋白异质体 3（AFP-L3）、异常凝血酶原 DCP（PIVKA-Ⅱ），从而提高肝癌的早期诊断率。此外，癌胚抗原、糖类抗原、高尔基体糖蛋白

73（GP73）、磷脂酰肌醇蛋白聚糖 3（GPC3）也均为临床上常用的肝癌标志物，可通过肿瘤标志物联合检测发挥更大的作用。

常规腹部超声检查可发现＞2cm 的肿瘤和结节。其可较灵敏地发现肝内占位性病变，准确区分囊性或实质性病变，对于直径＜2cm、2～3cm、4～5cm 和＞5cm 的肝癌，其诊断的灵敏度分别为 39%～65%、76%、84% 和 90%。超声造影有助于鉴别诊断各种肝脏占位性病变的性质，提高超声诊断肝癌的灵敏度和特异度。美中不足的是，超声存在着检出率较低的不足。既往研究显示，超声对于肝细胞癌检出的灵敏度为 84%，其中对于早期肝细胞癌的灵敏度仅为 47%。此外，超声容易受到检查者经验、手法和细致程度的影响，也受患者肥胖的影响。

肝脏 CT 及增强 CT 为早期发现和诊断肝癌的重要影像学方法之一，可用于直径＞1cm 结节的鉴别诊断及动态监测。多种模式的 MRI（平扫、弥散加权成像及增强）是诊断肝癌最敏感的影像学方法，可发现直径≤1cm 的肿瘤，用于结节性肝硬化的肝细胞癌筛查、鉴别超声发现的可疑结节性质。

而对于缺乏典型肝癌影像学特征的肝占位性病变，肝病灶穿刺活检可获得明确的病理诊断，明确病灶性质及肝癌的分子分型，为明确肝病病因、指导治疗、判断预后和进行研究提供有价值的信息。

◎ 如果考虑肝癌，怎么选择治疗方式

随着肝癌处于不同的进展阶段，其会表现出不同的临床症状，那么不同治疗方式就会表现出各自的优势。肝癌治疗的特征是多学科参与、多种治疗方式共存，常见的治疗方法包括：肝切除术、肝移植术、射频消融治疗、血管内介入治疗、放射治疗、介入放射治疗、系统性抗肿瘤治疗（靶向治疗、免疫治疗等）、中医治疗等手段。这些不同的治疗手段，各有其优势和局限，且适应证互有重叠，可单独进行，也可组合进行。

◎ 肝癌高危者未确诊，下一步需要怎么做

如果患者有肝癌的高危因素，但暂时未确诊肝癌，则需要长期定时筛查。低危人群每年1次常规筛查，中危人群每6个月1次常规筛查；高危人群每3～6个月1次常规筛查，每6～12个月1次加强筛查；极高危人群每3个月1次常规筛查，每6个月1次加强筛查。

第3章

肝癌的早期诊断

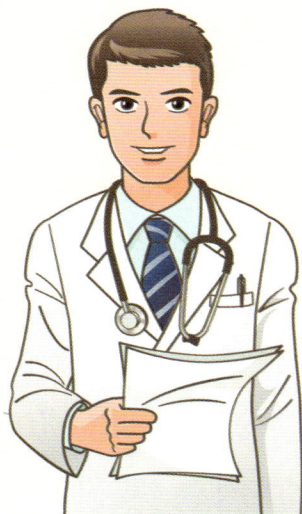

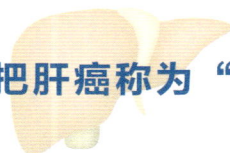

一、为什么把肝癌称为"沉默的杀手"

◎ 沉默的肝癌

① 肝癌无声，难发现

肝癌早期通常没有明显的症状，这使得它成为一种相当隐匿的疾病。在肝癌的早期阶段，肿瘤通常较小且局限在肝脏内部，没有扩散到其他器官。由于缺乏明显的症状，早期肝癌往往被忽视或被误诊为其他肝疾病，这导致了肝癌的延误诊断和治疗。

② 肝癌有声，难听见

在肝癌进展到晚期之前，可能会出现一些非特异性的症状，例如，持续性的疲劳感、食欲减退、体重下降、腹部不适或疼痛，一些患者还可能出现肝区肿块、黄疸、腹水、肝功能异常等症状。但这些症状并不是肝癌所特有的，也可能是其他肝病或消化道疾病引起的。因此，恶心、呕吐、腹胀、消化不良、食欲减退等消化道症状出现时，患者可能认为是胃病而不积极治疗，从而延误诊断和治疗。由此可见，就算"肝癌发声"也难以被常人听见。

◎ 肝癌杀招多样

① 肝癌容易转移播散

肝癌细胞具有快速增殖和侵袭周围组织的能力，容易转移播散，主要包括肝内转移和肝外转移。这些不同的转移途径对于肝癌的治疗和预后都有重要的影响。肝内转移和肝外转移的存在使得肝癌的治疗变得更加复杂。即使在接受治疗期间，肝癌细胞仍然能够繁殖并扩散到其他部位，导致治疗效果的下降。

肝内转移指肝癌细胞通过肝内血管等途径在肝脏内部转移播散，也是肝癌最常见的转移方式。肝内转移可以是单发的，即只在肝脏内形成一个转移病灶，也可以是多发的，即在肝脏内形成多个转移病灶。肝内转移通常通过血液或淋巴系统进行，肝脏的丰富血供和淋巴管网为肝癌细胞提供了侵入和定植的环境。

除了肝内转移，肝癌细胞可扩散到肝脏以外的其他组织和器官。肝外转移是肝癌预后较差的重要因素之一。常见的肝外转移部位包括肺、骨骼、脑、肾上腺、腹膜和淋巴结等。肝外转移可能通过血行转移、淋巴转移或直接侵犯蔓延的方式进行。例如，肝癌细胞可以通过血液循环进入肺部形成肺转移瘤，或者通过淋巴液流动到淋巴结和其他器官形成转移灶。

② 肝癌容易产生耐药性

肝癌的耐药性是其治疗困难和治疗反应差的重要原因之一。耐药性是指肝癌细胞逐渐失去对化疗药物或靶向治疗药物的敏感性，导致治疗效果不佳甚至无效。这对于肝癌患者的生存和治疗成功率带来了巨大的挑战。

肝癌细胞的耐药性机制非常复杂，涉及多个方面的因素。一方面，肝癌细胞可能通过多种途径改变其药物吸收、转运、代谢和排泄等药物处理途径，从而减少药物在细胞内的浓度。这使得肝癌细胞能够逃避药物的杀伤作用，形成耐药性。另一方面，肝癌细胞的遗传变异也是耐药性的重要因素之一。肝癌细胞具有高度的遗传变异性，这使得它们能够适应环境的变化并发展出耐药性。这些遗传变异可能涉及肿瘤抑制基因、肿瘤促进基因和 DNA 修复基因等。此外，肝脏本身的特殊性也增加了肝癌的耐药性。肝脏是体内最大的代谢器官，具有丰富的代谢酶系统，这可能导致某些药物在肝脏中被迅速代谢和清除，降低了药物的疗效。

③ 肝癌背景复杂，限制治疗方案

　　肝癌与如肝硬化、乙型肝炎病毒感染等密切相关，这导致肝癌患者在接受治疗时常常伴有肝功能受损的情况。肝疾病的存在限制了某些治疗方法的可行性和疗效，增加了治疗的难度和风险。

　　首先，肝疾病，如肝硬化会导致肝脏的纤维化和结构改变，使得肝脏功能逐渐丧失。当肝功能受损时，手术切除的可行性可能受到限制。手术切除对于肝癌的治疗具有重要意义，但需要足够的肝功能储备才能保证手术后的肝脏功能正常。因此，在肝疾病存在的情况下，手术切除可能变得困难或不可行。其次，肝脏背景疾病也会影响肝脏的代谢和药物清除能力。肝脏是药物的主要代谢器官，当肝功能受损时，肝脏对药物的代谢和清除能力可能下降。这意味着肝癌患者在接受化疗或靶向治疗时，药物的代谢和排除速度缓慢，可能导致药物在体内积累，增加了不良反应的风险。最后，肝疾病也可能导致免疫系统的功能受损。免疫治疗是近年来发展的一种新的治疗策略，通过激活机体的免疫反应来攻击肿瘤细胞。然而，在肝疾病存在的情况下，免疫系统的功能可能受到抑制，影响免疫治疗的效果。

◎ 肝癌预后差

由于肝癌受到诊断困难、侵袭性转移、肝功能受损、耐药性等多因素的影响，肝癌的预后通常较差。总体而言，我国肝癌 5 年生存率尚未突破 15%，对于早期诊断的肝癌患者，5 年生存率为 50%～60%。然而，对于晚期或转移性肝癌患者，多数患者生存期不足 1 年。

二、如何早期发现肝癌

肝癌是一种高发病率和高致命性恶性肿瘤。在所有恶性肿瘤中，肝癌的发病率位列前五，死亡率更是居于第三。特别是在我国，由于人口基数大，肝癌的发病率显著高于欧洲诸国，使得我国成为肝癌的高发区。有数据显示，早期肝癌患者的 5 年生存率可以达到 50% 以上，而晚期肝癌患者的 5 年生存率则可能降至 5% 以下。因此，肝癌的早期发现、早期诊断和早期治疗对于提高治疗效果和生存率至关重要。

◎ 什么是早期肝癌

巴塞罗那肝癌临床分期（Barcelona clinic liver cancer，BCLC）将早期肝癌的定义为单发肿瘤，不考虑大小，或者最多 3 个结节（直径均≤3cm）的多灶性肝细胞癌，无大血管侵犯、肝外转移或肿瘤相关症状早期肝癌（BCLC

的 0～A 期）。基于肿瘤的大小、数量、是否侵犯血管，以及是否有肝外转移等因素，我国专家总结出我国肝癌分期方案（China liver cancer staging，CNLC），该方案将肝癌分为Ⅰa期、Ⅰb期、Ⅱa期、Ⅱb期、Ⅲa期、Ⅲb期、Ⅳ期。其中Ⅰa期、Ⅰb期、Ⅱa期被归为早期肝癌［CNLCⅠa期：体力活动状态（PS 评分）为 0～2 分，肝功能 Child-Pugh A/B 级，单个肿瘤，直径≤5cm，无血管侵犯和肝外转移。CNLCⅠb期：体力活动状态（PS 评分）为 0～2 分，肝功能 Child-Pugh A/B 级，单个肿瘤、直径＞5cm，或者 2～3 个肿瘤，最大直径≤3cm，无血管侵犯和肝外转移。CNLCⅡa期：体力活动状态（PS 评分）为 0～2 分，肝功能 Child-Pugh A/B 级，2～3 个肿瘤，最大直径＞3cm，无血管侵犯和肝外转移］。在这个阶段，肿瘤的体积相对较小，治愈的可能性较高，患者的生存率也相对较好。

◎ 哪些人群容易被肝癌盯上

• 慢性乙型肝炎病毒（HBV）或丙型肝炎病毒（HCV）感染者：乙型肝炎病毒和丙型肝炎病毒是导致肝癌的主要原因之一，慢性感染者需要定期进行肝癌筛查。

• 有肝癌家族史的人群：肝癌有一定的遗传倾向，有肝癌家族史的人群患肝癌的风险较高，需要定期进行筛查。

- 长期酗酒者：长期酗酒会导致肝脏损伤，增加患肝癌的风险，因此长期酗酒者需要定期进行肝癌筛查。

- 非酒精性脂肪性肝病（NAFLD）患者：非酒精性脂肪性肝病是一种常见的肝脏疾病，会增加患肝癌的风险，患者需要定期进行筛查。

- 长期接触黄曲霉毒素者：黄曲霉毒素是一种强致癌物质，长期接触黄曲霉毒素等肝癌高危因素的人群需要定期进行肝癌筛查。

◎ 早期肝癌有哪些症状和体征

早期肝癌通常没有明显的症状，因此被称为"沉默的杀手"。大部分肝癌患者在早期很难察觉到任何不适，这是因为肝癌细胞在早期阶段往往不会引起肝脏器官形态及功能的明显异常。但有少部分肝癌患者会表现出一些非特异性的临床症状或体征。

无症状的肝功能异常：肝功能异常，如转氨酶升高可能是早期肝癌的唯一表现，通过定期检查肝功能指标，可以及时发现肝癌的存在。

腹部不适、隐痛或胀痛：早期肝癌可能引起腹部不适、隐痛或胀痛等症状，但这些症状并不具有特异性，需要结合其他检查结果进行判断。

需要注意的是，早期肝癌的症状和体征并不具有特异性，也可能出现在其他肝脏疾病中。因此，对于有肝癌风险的人群，定期进行肝癌筛查是早期发现肝癌的关键。

◎ 早期肝癌的检查方法有哪些

• 腹部超声检查：腹部超声检查是一种简便、无创的检查方法，可以初步筛查肝癌的存在。通过腹部超声检查，可以观察肝脏的大小、形态和结构，发现肝脏内是否有肿块或其他异常。

• CT 和 MRI：CT 和 MRI 是高分辨率的影像学检查方法，可以清晰地显示肝脏的结构和病变。通过 CT 和 MRI 检查，可以评估肿瘤的大小、位置、侵犯范围和血管侵犯情况，对于早期肝癌的诊断和评估治疗效果非常重要。

• 肿瘤标志物的检测：甲胎蛋白（AFP）是肝癌诊断中常用的肿瘤标志物之一。有研究报道，AFP 单独用于诊断原发性肝癌显示出较高的诊断效能。AFP 的灵敏度最高，达到 91.07%。甲胎蛋白异质体（AFP-L3）在肝癌的诊断中也显示出较高的价值。异常凝血酶原（PIVKA-Ⅱ）也是一个重要的肝癌标志物。对于 PIVKA-Ⅱ 单独用于诊断 HCC 的情况，其特异度最高，达到 88.63%。

当上述三种血清标志物联合使用时，可以进一步提高肝癌的诊断特异度和灵敏度。例如，AFP 和 PIVKA-Ⅱ 的组合在诊断 HCC 时，其 AUC 提高至 0.899。而 AFP+AFP-L3+PIVKA-Ⅱ组合的特异度最高，达到 98.48%。

◎ 对于早期肝癌，有哪些误区

尽管肝癌是一种严重的疾病，但人们对于早期肝癌的认知存在一些误区，以下是一些常见的误区。

❶ 误区一：能吃能喝，没有症状就不会得肝癌

肝癌在早期往往没有明显的症状和体征，因此患者可能感觉身体状况良好，食欲和体力都正常。然而，肝癌的早期阶段并不意味着没有疾病存在。肝脏是一个强大的器官，即使在部分功能受损的情况下，也能继续工作，因此在肝癌的早期阶段，患者可能不会感受到明显的身体不适。

❷ 误区二：肝癌早期没有症状，无法发现肝癌

实际上，早期肝癌虽然症状不明显，但通过定期进行

肝癌筛查，早期发现是完全可能的。因此，对于有肝癌风险的人群，定期进行肝癌筛查非常重要。

❸ 误区三：只有长期酗酒才会得肝癌

实际上，慢性病毒性肝炎、脂肪肝等也是肝癌的高危因素。除了长期酗酒，其他肝脏疾病和肝癌家族史也可能增加患肝癌的风险。

❹ 误区四：肝癌筛查只需要做一次

实际上，肝癌筛查需要定期进行，尤其是高危人群。肝癌的发生和发展是一个动态过程，定期筛查可以及时发现和处理肝癌的风险。

❺ 误区五：肝癌无法治愈

实际上，早期发现和治疗，肝癌的治愈率较高。早期肝癌的治疗方法包括手术切除、肝脏移植、射频消融等，可以有效提高患者的生存率。

❻ 误区六：早期肝癌一定可以进行根治性手术

早期肝癌的根治性手术可能性较高，但并非所有早期肝癌患者都适合进行根治性手术。以下几种情况的肝癌患者就难以接受根治性手术：①病灶巨大，如实施根治性切除则会导致剩余肝体积不足。②病灶侵犯了主要的肝蒂，难以实现根治性切除。③肝脏功能的恶化难以耐受根治性切除手术。例如，严重的肝硬化患者，出现了肝性脑病、难治性腹水、凝血功能障碍等肝功能失代偿的症状。④患者合并有其他脏器疾病，如严重的心血管疾病、肺部疾病、肾功能不全或衰竭及全身感染等患者，就难以承受根治性手术切除带来的风险。

综上所述，肝癌早期筛查和诊治的认知至关重要。了解早期肝癌、重点筛查人群、症状体征、检查方法及其误区，有助于提高公众对肝癌的认识。

三、肝癌为什么需要临床分期

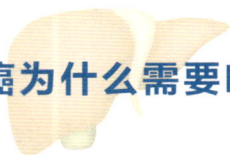

一发现得了肝癌，患者或家属很快就会抛出一连串的问题：得的这个肝癌，是早期、中期还是晚期？能治好吗？还能活多久？这一系列疑问，其实就涉及了我们常说的肝癌临床分期的问题，也就是诊断为肝癌之后，医生根据相应标准，告诉你的肝癌的早晚和严重程度。

◎ 肝癌临床分期的标准

肝癌的临床分期有很多种，如我国常用的 CNLC 分期、国际上常用的 BCLC 分期、美国常用的 AJCC 分期等。每种分期系统各有特点，但又有相互的内在联系和重合。下面就简单介绍一下我国常用的 CNLC 分期标准。

大体来讲，CNLC 分期是参照患者的全身状况、肝功能情况、有无肝外转移、有无血管癌栓、肿瘤的数目、肿瘤的大小等 6 个因素，将肝癌分为Ⅰa 期、Ⅰb 期、Ⅱa

期、Ⅱb 期、Ⅲa 期、Ⅲb 期、Ⅳ 期。如果只有 1 个≤5cm 的肿瘤，应该归为Ⅰa 期；如果有 2～3 个肿瘤，且肿瘤≤3cm，或者只有 1 个>5cm 的肿瘤，应该归为Ⅰb 期；如果有 2～3 个肿瘤，且肿瘤>3cm，应该归为Ⅱa 期；如果肿瘤的数目超过 3 个，应该归为Ⅱb 期；如果肿瘤已经出现血管癌栓，应该归为Ⅲa 期；如果肿瘤已经转移到肝脏以外的器官，应该归为Ⅲb 期；患者的全身状况很差或检查后发现肝脏功能很差，应该归为Ⅳ 期。所以说，并不是简单粗暴地将肝癌分为早期、中期和晚期，但我们可以相对应地将Ⅰa～Ⅱa 期的患者粗略归为早期肝癌，Ⅱb～Ⅲa 期的患者粗略归为中期肝癌，Ⅲb～Ⅳ期的患者粗略归为晚期肝癌。

◎ 做好肝癌临床分期的意义

① 肝癌临床分期一个重要的作用是指导医生临床治疗手段的选择

对于Ⅰa～Ⅱa 期，相对比较早期的肝癌患者，我们会选择手术等更为积极的治疗手段，以期能延长患者的生存期。例如，对于Ⅰa 期的患者，我们可以选择手术切除、射频消融、肝移植等治疗手段；对于Ⅰb 期和Ⅱa 期的患者，我们可以选择手术切除、TACE、射频消融、肝移植等治疗手段。

对于Ⅱb～Ⅲa期，相对中期的肝癌患者，我们寄希望于通过相应的治疗手段缩小肿瘤，从而实现肿瘤的手术治疗，尽可能延长患者的生存期。例如，对于Ⅱb期的患者，我们可以选择TACE、手术切除、系统抗肿瘤治疗等手段；对于Ⅲa期的患者，我们可以选择TACE、系统抗肿瘤治疗、手术切除、放疗等手段。

对于Ⅲb～Ⅳ期，相对晚期的肝癌患者，我们的治疗策略更多的是姑息关怀治疗。例如，对于Ⅲb期的患者，我们可以选择系统抗肿瘤治疗、TACE、放疗等手段；对于分期最晚的Ⅳ期的患者，我们可以选择对症姑息治疗、肝移植、终末期关怀治疗等手段。

❷ 肝癌临床分期另外一个重要的作用是预测患者的预后生存

例如，对于Ⅰa～Ⅱa期的相对早期的肝癌患者，经过我们积极的手术治疗，患者的5年存活率可以达到40%～70%；对于Ⅱb～Ⅲa期的相对中期的肝癌患者，通过相应的治疗手段缩小肿瘤，从而实现肿瘤的手术治疗，虽然不是每个患者都能有手术的机会，但患者的5年存活率可以达到 30%～40%；对于Ⅲb～Ⅳ期，相对晚期的肝癌患者，其一般只有半年至 1 年的生存期。

总体来说，肝癌的恶性程度高，肿瘤进展快慢和治疗效果存在个体差异，整体来说不是很好。主要是因为目前对肝癌的早期诊断比较低，临床上初诊的肝癌患者约 70% 进入中晚期，甚至晚期，所以肝癌的整体预后相对较差，因肝癌而导致患者自然寿命明显缩短的情况比较多见。肝癌的早诊断、早治疗，可以使患者的预后生存明显改善，5 年生存率明显提高。

近 40 年来，针对肝癌的分期系统不断涌现；而由于肝癌异质性及医疗工具的快速进步，目前还没有世界通用的完美的分期系统；不同的人群可能会继续采用不同的分期方法。此外，在新型辅助治疗时代下，肝癌经过系统治疗后的再分期和治疗成功定义也变得复杂。因此，目前没有可指导治疗或估计长期预后的完美的分期系统。尽管如此，随着证据的增加，分期模型将继续演进，不断完善，愈发精准。

第4章

肝癌的治疗

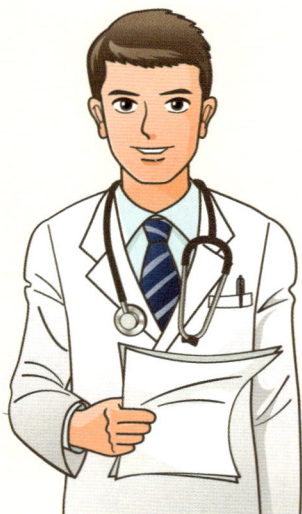

一、肝癌的外科手术治疗

肝癌，作为一种常见的恶性肿瘤，其治疗方法多种多样，其中外科手术是肝癌治疗的重要手段之一，其目的在于通过手术切除肿瘤组织，以达到根治或控制病情的目的。

肝癌的外科手术治疗，简单来说，就是通过手术的方式切除肿瘤组织。这种治疗方法适用于多种类型的肝癌，特别是早期肝癌和部分中期肝癌。外科手术治疗肝癌的效果取决于多种因素，包括肝癌的分期、肿瘤的大小、位置、数量、是否侵犯血管等，以及患者的全身情况、肝脏功能等。

◎ 肝癌外科手术治疗的主要方法

① 肝脏部分切除术

肝脏部分切除术是肝癌外科手术治疗的常用方法之一。该手术通过切除包含肿瘤在内的部分肝脏组织，达到治疗肝癌的目的。根据肿瘤的位置、大小及肝脏的功能情况，医生会选择不同的手术方式，如肝段切除术、肝叶切除术、联合肝段切除术等。肝脏部分切除术适用于早期肝癌和部分中期肝癌患者，尤其是肝功能较好的患者。

❷　肝移植术

肝移植术是另一种肝癌外科手术治疗的方法。该手术一般切除全部病肝，再将健康的异体肝脏从捐献者身体中取出，植入受者体内，达到治疗肝癌的目的。肝移植术适用于因肝硬化较重、肝功能严重受损而无法耐受肝脏部分切除肿瘤的患者，对于早期肿瘤患者，肝移植手术后肿瘤复发率低，远期效果良好。然而，由于肝源紧缺、手术费用高昂等原因，肝移植术在临床应用上受到一定的限制。

❸　局部损毁治疗

肝癌的局部损毁是一系列微创的肝癌外科手术治疗方法，如射频治疗、微波治疗、无水乙醇注射、氩氦刀等。该手术不切除病灶，通过高温、冷冻或化学方法直接杀死肿瘤组织，达到治疗肝癌的目的。这类治疗适用于肿瘤小的患者，具有创伤小、恢复快等优点，但需要注意的是，局部消融治疗可能无法完全清除肿瘤组织，存在复发的风险，但对于较小的肿瘤，消融的效果不亚于肝切除。

◎ 肝癌外科手术治疗的术前准备

① 心理准备

肝癌患者在接受外科手术治疗前，需要做好心理准备。患者需要了解肝癌手术的相关知识，包括手术方式、手术风险、术后恢复等，以便更好地配合医生的治疗。同时，患者还需要保持积极的心态，增强战胜疾病的信心。

② 身体准备

肝癌患者在接受外科手术治疗前，需要进行全面的身体检查，包括血常规、尿常规、大便常规、生化检查、凝血功能检查、心电图、胸部 X 线或 CT 检查等。这些检查有助于评估患者的身体状况是否适合手术，以及预测手术风险。

③ 术前饮食

肝癌患者在接受外科手术治疗前，需要注意术前饮食。一般来说，术前应禁食高蛋白、高脂肪的食物，以减少手术的风险。同时，患者需要在医生的指导下进行饮食调整，保持最佳的身体状态。

④ 术前用药

肝癌患者在接受外科手术治疗前，需要按照医生的建议停用不必要的药物，并按手术需要使用抗生素、止血药、镇痛药等，以预防手术并发症的发生。

◎ 肝癌外科手术治疗的并发症与风险

肝癌外科手术治疗虽然具有显著的治疗效果，但作为腹部大手术，其并发症与风险是无法回避的问题，常见的并发症包括术后出血、胆漏、感染、肝功能衰竭等。为了减少并发症，医生需要在手术前对患者进行全面的评估，制订个性化的手术方案，并在手术过程中严格遵循操作规范。同时，患者也需要在医生的指导下进行术后护理和康复锻炼，以促进身体的恢复。

◎ 肝癌外科手术治疗的长期效果

肝癌外科手术治疗的长期效果，也就是会不会复发，多久复发等问题，取决于多种因素，包括肝癌的分期、肿瘤的大小、位置、数量、是否侵犯血管等，以及患者的年龄、身体状况、肝功能等。一般来说，早期肝癌患者接受外科手术治疗后，癌症复发率低，5 年生存率较高。然而，对于晚期肝癌患者来说，外科手术治疗的效果有限，需要结合其他治疗方法进行综合治疗。

总之，肝癌的外科手术治疗是一种重要的治疗方法，适用于多种类型的肝癌患者。然而，患者在接受外科手术治疗前不仅需要做好充分的准备，还要了解相关知识，以便更好地配合医生接受治疗。同时，患者也需要在医生的指导下进行术后护理和康复锻炼，以促进身体的恢复。

二、腹腔镜下的肝脏守护者：
微创外科技术

在现代医疗技术日新月异的时代，腹腔镜肝脏外科手术如同战场上的神枪手，以精准、高效的方式，在抗击肝癌的战役中崭露头角。它不再"大开大合"，而是以微创、恢复快的战略，为肝癌患者带来了新的希望。

每当提及开腹手术，许多人心中都会涌起一股莫名的恐惧。那种大型的腹部手术，不仅需要在患者的肚子上划开一道长长的口子，还会带来疼痛和身体创伤，患者在术后的恢复期中要面对身体上的痛苦和心理的焦虑，这过程仿佛是一座难以逾越的山峰，让许多人在治疗的道路上望而却步。

随着医疗技术的不断进步，腹腔镜技术的崛起为肝癌治疗领域注入了新的活力。它如同一阵温暖的春风，轻轻吹散了患者心头的阴霾，为这场与病魔的斗争带来了新的希望。腹腔镜手术以其微创、恢复快的优势，逐渐成为肝癌治疗的新选择。它极大地减轻了患者的痛苦，缩短了恢复时间，让患者能够更快地重返正常的生活轨道。这一技术的出现，不仅标志着医疗技术的进步，更是对患者人文关怀的体现，让肝癌治疗不再是一条充满痛苦和恐惧的受难之旅。腹腔镜肝切除术，无须大范围的切开腹部，只需在腹部开几个小孔，就可以进行手术。这得益于现代医疗技术的精湛和腹腔镜的巧妙设计。通过这些小孔，医生能够灵活地操作手术器械，准确无误地切除病变组织。

这种手术的最大亮点，无疑是它的"微创"特性。相比传统手术的大切口，腹腔镜手术的小孔创伤小、出血少，患者的腹壁疼痛感大大降低。更令人欣喜的是，腹腔内手术区域同样创伤小，术后恢复时间大大缩短。许多患者在几天内就能下床活动，不久后便能重返正常的生活和工作。

这种手术方式不仅在减轻患者痛苦、加速恢复方面表现卓越，在治疗效果上也同样出色。腹腔镜技术为医生提供了一副"潜望镜"，使他们能够清晰地观察到肝脏的每一个角落，捕捉到那些难以触及的细微病变。在腹腔镜的引导下，医生能够精确地定位肿瘤的位置，确保手术的准确性。

更值得一提的是，由于腹腔镜提供了放大的高清视野，医生在进行切除时能够更加精细地操作，减少对周围健康组织的损伤。这种手术方式的精准度令人惊叹，有时甚至可以超越传统的开腹手术方式。在传统的手术中，由于视野和操作空间的限制，医生可能难以达到如此高的精确度。然而，在腹腔镜的辅助下，医生能够以前所未有的精度执行手术，从而大大提高手术的成功率和患者的康复速度。这不仅体现了现代医疗技术的巨大进步，也展示了医生们对患者健康的深度关怀和精湛医术。当然，任何技术都有其局限性。腹腔镜肝切除术并不适用于所有情况。肿瘤的大小、位置和数量，以及患者的整体健康状况，都是医生在选择手术方式时需要考虑的因素。对于复杂或特殊的病例，经验丰富的医生会谨慎评估，确保手术的安全和有效。

　　但这并不妨碍腹腔镜肝切除术在医疗领域的重要地位。事实上，随着科技日新月异的发展，这种先进的手术方式也在持续不断地完善与创新。近年来，3D 腹腔镜技术的崭露头角，为医生带来了革命性的手术视野。与传统的 2D 视野相比，3D 技术为手术提供了更加立体、逼真的图像，使得医生能够更准确地判断深度与距离，从而进一步提高手术的精细度和安全性。另外，手术机器人的迅猛发展，如同一股清新的科技风，席卷了微创肝胆外科领域。手术机器人的诞生不仅让手术刀变得更加精准、安全，更是打破了复杂位置肿瘤难以腹腔镜下切除的限制，让医生们如虎添翼，同时还悄然开启了远程医疗的新篇章，正在引领我们进入一个更加先进和便捷的医疗新纪元。

值得一提的是，在现代腹腔镜肝切除手术中，医生们还得到了两位得力的"助手"——腹腔镜超声检查和吲哚菁绿荧光显像技术。腹腔镜超声检查就像医生的"千里眼"，能够穿透组织，实时提供肿瘤的大小、位置、与周围血管的关系等关键信息。而吲哚菁绿荧光显像技术则如同"顺风耳"，它能使肿瘤组织在特定光线下发出荧光，从而帮助医生在手术中快速、准确地识别并切除肿瘤，确保手术的彻底性和精确性。这两项技术的结合使用，无疑为腹腔镜肝切除术增添了双翼，使其在治疗肝癌的领域中飞得更高、更远。

总的来说，腹腔镜肝切除术不仅为患者带来了更小的创伤和更快的恢复速度，更在治疗效果上与传统手术不相上下。它是现代医疗技术进步的缩影，也是肝癌患者的新希望。展望未来，我们有理由相信，随着科技的不断突破，更多尖端的技术和器械将陆续加入到这场与病魔的斗争中。这些创新将为医生提供更强有力的工具，使他们能够更高效地治疗疾病，共同守护患者的生命健康。

三、肝癌的肝移植治疗

肝移植手术，俗称"换肝"，简而言之，就是用健康、功能正常的肝脏（供肝）通过外科手术替换掉已经失去功能或存在严重病变的肝脏（病肝）。肝移植术的优势在于彻底去除肿瘤的同时完整移除了病肝，对于合并肝硬化的肝癌患者无疑是最佳选择。

◎ 哪些肝癌患者适合进行肝移植

肝移植治疗并非适用于所有肝癌患者，而是需要严格地把握指征。一般来说，符合以下条件的肝癌患者可能更适合接受肝移植治疗。

- 肝癌处于早期或中期，未发生远处转移。
- 肝癌病灶较小，数量有限，且未侵犯大血管。
- 合并肝硬化，肝功能受损，但心肺功能尚好，能够耐受手术。

● 社会心理状态良好，自愿并有能力接受肝移植，术后愿意接受长期随访。

随着医疗技术的进步和经验的积累，肝移植的适应证也在不断扩大。然而，具体是否适合接受肝移植治疗，还需要根据患者的具体情况由医生进行综合评估。

◎ 肝移植治疗的效果

肝移植治疗肝癌的效果在医学界一直备受关注，对于符合条件的肝癌患者而言，肝移植是一种有效且可能带来长期生存机会的治疗手段，随着技术的不断进步正逐渐得到认可。

在肝移植治疗肝癌的过程中，手术的成功率及术后的恢复情况都至关重要。肝移植手术过程复杂、精细，随着医疗技术的不断发展，肝移植手术的成功率已经显著提高。同时，术后的免疫抑制治疗、抗感染治疗，以及定期的复查和随访等也是确保患者长期生存的重要环节。

表 1 不断扩大的肝移植术前标准

HCC肝移植术前标准	内 容
米兰标准	• 单个肿瘤直径≤5cm • 多发肿瘤≤3 个，每个直径≤3cm • 无大血管浸润及肝外转移
加利福尼亚大学旧金山分校（UCSF）标准	• 单一癌灶直径≤6.5cm • 多发癌灶≤3 个，每个癌灶直径≤4.5cm，累计癌灶直径≤8cm • 无大血管浸润及肝外转移
杭州标准	• 无大血管侵犯和肝外转移 • 所有肿瘤直径之和≤8cm，或者所有肿瘤结节直径之和>8cm，但甲胎蛋白（AFP）<400ng/ml 且组织学分级为高、中分化
上海复旦标准	• 单个肿瘤直径≤9cm • 肿瘤≤3 个，每个肿瘤直径≤5cm，肿瘤直径之和≤9cm • 无大血管侵犯、淋巴结及肝外转移
华西标准	所有肿瘤直径总和<9cm；无论肿瘤数量及分布，均无大血管浸润、淋巴结阳性或肝外转移
三亚共识	• 单发肿瘤直径≤9cm • 多发性肿瘤数目≤3 个，最大直径≤5cm，所有肿瘤直径总和<9cm • 肝脏无大血管癌栓，包括门静脉主干或主要分支癌栓、肝静脉主干癌栓、下腔静脉癌栓 • 肝脏无肝外肿瘤转移证据（包括肝门部淋巴结转移、远处转移和其他系统肿瘤）

对于符合适应证的患者而言，肝移植治疗肝癌的效果通常是显著的。通过更换健康的肝脏，可以彻底清除患者体内的癌细胞，从而达到根治的目的。同时，新的肝脏还能够恢复患者的肝功能，提高患者的生活质量。符合国际上最常用的"米兰标准"的肝癌患者，术后 5 年生存率可达 80% 以上。

◎ 不符合肝移植标准的晚期肝癌患者，是否还有机会

大量中晚期的患者，受到肿瘤大小和血管侵犯等因素的限制，无法接受移植治疗。然而，随着多学科诊疗模式的开展和综合治疗手段、经验的逐渐累积，转化治疗理念引入了肝癌外科治疗领域，以及肝脏移植领域。

转化治疗，即使用一系列的治疗手段，将超出肝移植标准的患者转变为符合标准的患者。多家移植中心的数据已经表明，转化治疗成功的患者行移植后生存率与符合标准的患者相似。因此，中晚期患者仍然有进行肝移植的机会。

- 肿瘤体积大数量多
- 血管侵犯
- 脉管瘤栓
- 不符合移植标准

中晚期肝癌

转化治疗

- 局部治疗
- 系统治疗
- 联合治疗

- 肿瘤体积缩小
- 癌栓缩小或消失
- 诱导肿瘤坏死
- 转移灶消减
- 符合移植标准

肝移植手术

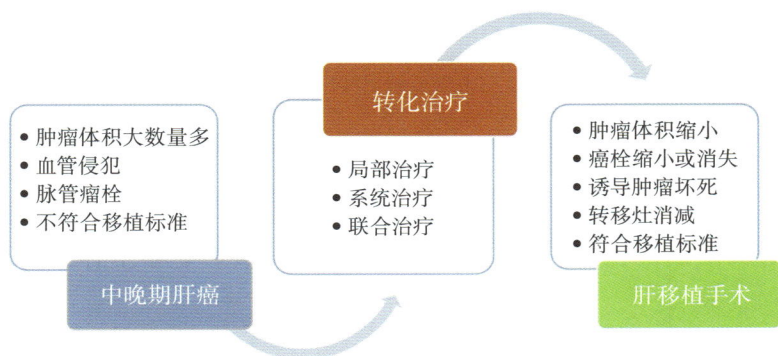

◎ 肝移植的肝源

在我国，肝移植的肝源分为两种：一种是公民逝世后捐献；另一种是亲属捐献，即活体肝移植。

公民逝世后捐献，这一伟大而无私的行为，如同夜空中最亮的星，照亮了无数等待重生的生命之路。每当一位捐献者的器官成功移植到等待已久的患者身上，那不仅仅是医学技术的胜利，更是人性光辉的闪耀。公民逝世后捐献的器官分配由我国人体器官分配与共享计算机系统（CORTS）根据国家颁布的器官分配政策自动执行。

活体肝移植，这一医学领域的壮举，不仅彰显了人类医学技术的飞速进步，更承载着无数患者及其家庭重获新生的希望。由亲属捐献的部分肝脏进行肝移植，无须等待器官分配，减少了患者等待的时间，避免了等待期间病情进展的风险。活体肝移植对医疗团队的手术技巧和医疗经验要求更高，需要更为精细的术前评估，在确保捐赠者安全的前提下，精准地切除部分健康肝脏，并将其移植到受者体内。

◎ 肝移植术后的注意事项

肝移植术后，患者除了需要严格遵循医生的指导进行药物治疗和定期复查外，还应在日常生活中特别注意以下几个方面，以促进身体的康复和移植肝的健康。

● 饮食调养：饮食应以高蛋白、高维生素、低脂、易消化的食物为主，如瘦肉、鱼类、蛋类、豆制品及新鲜蔬菜、水果，确保身体获得足够的营养支持。避免一次性大量进食，采取少量多餐的方式，以减轻肝脏负担，促进消化吸收。减少食盐和糖分的摄入，防止水钠潴留和血糖波动，保护心血管健康。辛辣、油腻、生冷的食物应尽量避免，以免刺激胃肠道，影响肝脏功能。

● 定期随访与检查：严格按照医生的安排进行复查和随访，包括肝功能、血常规、影像学等检查，以便及时了解移植肝的状况，调整治疗方案。平时可记录身体状况的变化，如体重、食欲、大小便情况等，以便在复查时向医生提供准确的信息。

- 用药注意事项：术后需长期服用免疫抑制药等药物，以预防排斥反应的发生，务必按时按量服用，不可随意增减剂量或停药。在服用其他药物前，应咨询医生或药师，避免与免疫抑制药等药物产生不良的相互作用。

- 休息与活动：术后初期应保证充足的休息和睡眠，避免过度劳累，有助于身体功能的恢复。随着身体逐渐康复，可在医生指导下进行适量的散步、慢跑等有氧运动，增强体质，但应避免剧烈运动，以防对肝脏造成压力。保持室内空气流通，注意个人卫生，减少前往人群密集场所，预防感冒和其他感染性疾病。

- 心理调适：肝移植术后，患者可能会面临一定的心理压力和情绪波动，应积极与家人、朋友沟通，寻求心理支持，保持乐观向上的心态。如有需要，可寻求心理咨询师或专业医疗团队的帮助，进行心理疏导和干预，以缓解焦虑、抑郁等负面情绪。

◎ 肝移植术后的排斥反应

在器官移植领域，排斥反应确实是一个不容忽视的问

题。所谓排斥反应，即机体的免疫系统识别到移植器官为
"外来物质"，并对其进行攻击的现象，最终可能导致移植
的器官失去功能。

不过，对于肝脏而言，其排斥反应比其他的器官轻微，
因此，肝脏移植不需要严格的配型，只需要血型相符合即
可；联合移植肝脏或肝细胞和同供体的其他器官，可保护
非肝脏移植物免受排斥反应，延长存活时间。肝移植可以
中止由于此前同供体器官移植后正在进行的排斥反应，使
活化状态变成无反应状态。

肝移植术后的排斥反应，从广义上讲，可以分为超急
性排斥、急性排斥和慢性排斥。其中，超急性排斥极为罕
见，往往发生在手术后的几分钟到几小时内，多由严重的
血型不匹配或预先存在的抗体引起。而急性排斥则相对更
为常见，多发生在术后数周至数月内，表现为肝功能突然
下降、发热、黄疸等症状。至于慢性排斥，则是一个长期
过程，可能逐渐导致移植肝功能丧失。总体而言，随着免
疫抑制治疗的不断完善和个性化用药方案的实施，急性排
斥反应的发生率已经大幅下降。但即便如此，它仍然是肝
移植术后需要重点监测和管理的并发症之一。

如果肝移植术后出现排斥反应的迹象，则需要增加肝
功能检测的频率，必要时还需要进行移植肝脏的穿刺，通

过在显微镜下观察肝脏组织和细胞的形态，判断是否存在排斥，以及排斥的严重程度。根据排斥反应的类型和严重程度，医生会调整免疫抑制药的剂量和种类。可能需要增加或减少某种药物的剂量，或者联合使用多种免疫抑制药以达到最佳的治疗效果。通过及时的监测、合理的治疗和全面的支持性措施，大多数患者都能够成功克服这一挑战并恢复健康。

◎ 肝移植之后免疫力是否会下降

为了防止新移植的肝脏被机体视为"外来物"并引发强烈的免疫排斥反应，患者通常需要在术后长期服用免疫抑制药物。这些药物的主要作用是调节机体的免疫反应，降低对新肝脏的排斥力度，从而确保移植肝脏能够在患者体内稳定存活并发挥功能。然而，正如双刃剑一般，免疫抑制药物在抑制排斥反应的同时，也不可避免地削弱了患者的整体免疫力。因此，肝移植患者的确更容易受到各种病原体的侵袭，包括细菌、病毒等，尤其是呼吸道感染和结核感染等。因此，肝移植术后的患者需要特别注意个人卫生，避免去人群聚集场所，尽量不要进食生冷食物等，以减少感染的风险。

四、肝癌的药物治疗

肝癌的药物治疗包括系统抗肿瘤治疗，如靶向治疗、免疫治疗、化疗等，同时也包括对常见导致肝癌的基础疾病的治疗，如抗病毒治疗、保肝与对症支持治疗等。

◎ 抗肿瘤药物作用机制和常见不良反应

系统抗肿瘤治疗主要有靶向治疗、免疫非治疗和化疗，它们可以控制疾病的进展，延长患者的生存时间，部分患者可获得肿瘤部分或完全缓解。靶向药的主要作用机制是抑制肿瘤的血管生成，切断肿瘤的营养来源，使肿瘤无法生长。常用的分子靶向药物包括大分子的贝伐珠单抗、雷莫西尤单抗，小分子的仑伐替尼、阿帕替尼、多纳非尼、索拉非尼、瑞戈非尼等。靶向治疗可能导致手足综合征、腹泻、高血压、肝功能损害等不良反应。肝癌免疫治疗主要是通过解除癌细胞对于免疫细胞的抑制或激活免疫系统对肿瘤杀伤力，以达到控制肿瘤的目的。免疫治疗药物包括 PD-1 抑制药（卡瑞丽珠单抗、信迪利单抗、替雷利珠单抗、纳武利尤单抗、帕博利珠单抗）、PD-L1 抑制药（阿替利珠单抗、度伐利尤单抗）、CTLA-4 抑制药（替西木单抗、伊匹木单抗）等。免疫治疗的不良反应因人而异，有的患者自始至终没有不良反应，有的患者出现皮疹、胃肠道毒性、肝毒性、内分泌损伤等免疫相关不良反应。化学治疗通过化学药品对肿瘤细胞产生杀伤作用，直接静脉输注在肝癌中疗效并不理想，经肝动脉灌注化疗将药物集中作用于肝癌病灶，取得较好疗效，常用药物包括奥沙利铂、氟尿嘧啶、亚叶酸钙等。化疗的不良反应主要表现为血细胞降低、肝肾功能损伤、神经毒性（奥沙利铂导致）等。

◎ 晚期肝癌一线治疗药物

① 阿替利珠单抗联合贝伐珠单抗

被批准用于既往未接受过全身系统性治疗的不可切除肝癌患者。常见的不良反应有高血压、蛋白尿、肝功能异常、腹泻及食欲下降等。贝伐珠单抗有导致出血的风险，尤其是食管胃底静脉曲张的患者用药前需行胃镜检查。

② 信迪利单抗联合贝伐珠单抗

被批准用于既往未接受过系统抗肿瘤治疗的不可切除或转移性肝癌的一线治疗。最常见的不良反应为蛋白尿、血小板减少、谷草转氨酶升高、高血压和甲状腺功能减退等。

③ 甲磺酸阿帕替尼联合卡瑞利珠单抗

被批准用于不可切除或转移性肝癌患者的一线治疗。最常见的不良反应主要是高血压、手足综合征和氨基转移酶升高。

④ 多纳非尼

被批准用于既往未接受过全身系统性抗肿瘤治疗的不可切除肝癌患者。最常发生的不良反应为手足皮肤反应、谷草转氨酶升高、总胆红素升高、血小板降低和腹泻等。

⑤ 仑伐替尼

适用于不可切除的肝功能 Child-Pugh A 级的晚期肝癌患者。常见不良反应为高血压、蛋白尿、腹泻、食欲下降、疲劳、手足综合征及甲状腺功能减退等。

⑥　替雷利珠单抗

被批准一线治疗不可切除或转移性肝癌患者。常见不良反应为谷草转氨酶升高、谷丙转氨酶升高和总胆红素升高。

⑦　索拉非尼

索拉非尼是第一个被批准用于肝癌系统抗肿瘤治疗的分子靶向药物，目前已逐渐退出历史舞台。常见的不良反应为腹泻、手足综合征、皮疹、高血压、食欲减退及乏力等，一般发生在治疗开始后的 2～6 周。

⑧　其他一线系统抗肿瘤治疗方案

度伐利尤单抗联合替西木单抗目前被美国食品药品管理局、欧盟和日本批准用于治疗不可切除的肝癌患者，但在我国尚未得到批准。

◎ 晚期肝癌二线治疗药物

①　瑞戈非尼

被批准用于既往接受过索拉非尼治疗的肝癌患者。常见不良反应为高血压、手足皮肤反应、乏力及腹泻等。其不良反应与索拉非尼类似，因此，不适合用于那些对索拉非尼不能耐受的患者。

② 雷莫西尤单抗

被批准用于既往接受过索拉非尼治疗且 AFP≥400ng/ml 的肝癌患者的治疗。常见不良反应为疲劳、外周水肿、高血压和食欲下降。

③ 帕博利珠单抗

在我国批准单药用于治疗既往接受过索拉非尼或含奥沙利铂化疗的肝癌患者。常见的不良反应为谷草转氨酶 / 谷丙转氨酶升高、皮疹、瘙痒和血胆红素增高。

④ 卡瑞利珠单抗

被批准用于既往接受过索拉非尼治疗和（或）含奥沙利铂系统化疗的晚期肝癌患者的治疗。常见的不良反应是反应性毛细血管增生症、谷草转氨酶升高、谷丙转氨酶升高、甲状腺功能减退和乏力等。

⑤ 替雷利珠单抗

被批准用于既往接受过索拉非尼或仑伐替尼或含奥沙

利铂全身化疗的晚期肝癌患者的治疗。主要不良反应为谷草转氨酶升高、谷丙转氨酶升高、乏力、瘙痒和甲状腺功能减退等。

⑥　其他二线系统抗肿瘤治疗方案

美国食品药品管理局批准纳武利尤单抗联合伊匹木单抗用于既往索拉非尼治疗后进展或无法耐受索拉非尼的肝癌患者。

◎ 抗病毒治疗非常重要

对于确诊肝癌患者，应常规筛查乙型五项。对于乙型肝炎表面抗原阳性或乙型肝炎核心抗体阳性患者，应进一步行血清乙型肝炎病毒 DNA 定量检测。乙型病毒性肝炎相关肝癌患者只要乙型肝炎表面抗原阳性，无论乙型肝炎病毒 DNA 是否可检测出，均建议给予口服核苷（酸）类似物抗病毒治疗，推荐使用恩替卡韦、替诺福韦酯、丙酚替诺福韦或艾米替诺福韦。乙型病毒性肝炎相关肝癌患者，抗病毒治疗应始终贯穿治疗的全过程。对于丙型病毒性肝炎相关肝癌，丙型肝炎病毒 RNA 阳性均建议采用直接作用抗病毒药物行抗病毒治疗。抗病毒治疗终点为治疗结束

12 周，采用敏感检测方法检测不到血清或血浆中丙型肝炎病毒 RNA。

◎ 保肝治疗和对症支持治疗

肝癌患者在自然病程中或治疗过程中可能会伴随肝功能异常，应及时适当地使用具有抗炎、利胆、抗氧化、解毒和肝细胞膜修复保护作用的药物，如甘草甜素类药物、腺苷蛋氨酸、熊去氧胆酸、双环醇、水飞蓟素、还原型谷胱甘肽、多烯磷脂酰胆碱等。

肝癌患者往往合并有肝硬化、脾大，并因抗肿瘤治疗等导致一系或多系血细胞减少，可考虑给予药物治疗或血制品输注。中性粒细胞减少患者可酌情给予粒细胞集落刺激因子。贫血患者可根据病因给予铁剂、叶酸、维生素 B_{12} 和促红细胞生成素等治疗。血小板减少的患者根据病情需要可以使用重组人血小板生成素或血小板生成素受体激动药（如阿伐曲泊帕、芦曲泊帕）等提升血小板计数。

五、肝癌的介入治疗方法

肝癌是一种严重威胁我国人民健康的疾病，但现在有很多方法可以帮助我们对抗它。今天，我想跟大家聊聊几种主要的介入治疗方法，如肝动脉化疗栓塞术（TACE）、肝动脉灌注化疗（HAIC）和消融治疗。这些方法不仅在局部控制肿瘤方面显示出显著效果，还弥补了靶向药物和免疫检查点抑制药这些全身治疗在局部疗效的空白，这种综合治疗模式为无法手术切除的患者带来了手术切除的机会。

◎ 肝动脉化疗栓塞术

TACE 其实就是一种"定点"给肿瘤送药的方法。通过向肿瘤供血动脉注入栓塞剂和化疗药达到"饿死"肿瘤的目的。具体步骤如下。

- 插入导管：医生会在患者的大腿根部做个 2mm 切口，插入一根细小的导管，然后沿着动脉血管一路向上，进入肝脏内肿瘤的供血动脉里。

· 注入药物：通过这根导管，医生会把化疗药物和细小的栓塞剂一起注入肿瘤供血动脉里。

· 阻断血流：那些栓塞剂会堵住供给肿瘤的血管，断了肿瘤的"粮草"，让它不再有血液供应，把它饿死，同时化疗药物的缓慢释放会起到持续杀伤肿瘤的作用，进一步导致肿瘤细胞的坏死。

这样做的好处是，药物主要集中在肝脏肿瘤区域，不会像全身化疗那样伤害身体其他器官。而且，TACE 阻断了肿瘤血供，能在很短时间内使肿瘤缩小、坏死，使患者达到长时间的"带瘤生存"状态，部分中晚期患者甚至通过介入治疗使肿瘤降期后进行手术切除。

◎ 肝动脉灌注化疗

HAIC 和 TACE 有点类似，但不是直接栓塞肿瘤供血动脉，而是通过插入到肿瘤供血动脉的导管持续地向肿瘤注入化疗药物。HAIC 术中输注的化疗药物在肝脏局部浓度很高，但相较全身化疗，药物总量要少，全身不良反应也明显减少。术中不使用栓塞剂，这样使得患者肝脏功能得到保护，尤其适用于肝门部胆管癌、乏血供肝癌、肝脏功能较差、门静脉癌栓及不可手术切除肝癌的外科转化治疗等，因此，近年来逐渐成为非常有潜力的介入治疗手段。

◎ 消融治疗

消融治疗是另一种用于治疗肝癌的局部治疗方法。它通过热（射频消融或微波消融）、冷冻（冷冻消融）或化学药物（无水酒精消融）直接"烧掉"或"冻住"肿瘤。这种方法尤其适用于由于其他原因不能或不愿接受手术的早期肝癌患者。消融治疗通常创伤较小，恢复时间短，是许多早期肝癌患者的首选方法。

◎ 结合靶向药物和免疫治疗

目前，系统治疗药物广泛应用于治疗肝癌，如靶向药物及免疫检查点抑制药。但单纯应用系统治疗药物治疗肝癌疗效往往欠佳，而介入联合系统治疗明显提高了患者远期疗效。为什么介入局部治疗和系统治疗组合会起到更好的疗效呢？

经过临床和基础研究验证，介入治疗肝肿瘤不仅可以取得良好的临床疗效，还可以改善机体免疫耐受状态，此外，介入导致的肝肿瘤坏死还可以使抗原暴露，从而引发机体特异性抗肿瘤免疫反应，我们团队的研究证实微粒TACE 可逆转肝癌患者免疫耐受状态，表现为外周血 NK 细胞和 $CD4^+/CD8^+$ 比例升高，Treg 细胞、MDSC 等负向免疫细胞水平下降等，这一研究发现，不仅为我国肝癌的治疗提出了临床新策略，同时为介入治疗肝癌联合系统治疗提供理论依据。

◎ 转化治疗后的手术切除

有时候，通过上述这些治疗，原本无法手术切除的肝肿瘤会变小，转化成为可切除的范围，为患者争取到手术切除的机会，这个治疗过程即转化治疗。肝癌患者转化治疗的目标是将不可切除肝癌降期成外科可切除肝癌，对于经过降期治疗后达到手术切除标准的患者，手术切除能够彻底清除肝肿瘤，提高肝癌治愈的可能性。手术切除后，患者还可以接受进一步的靶向药物和免疫治疗，或者联合介入治疗，以防止局部复发和转移。介入治疗作为肝癌的一种局部治疗手段，已经与外科、内科的关系越来越紧密，渗透到了治疗肝癌的各个方面，肝癌多学科共同协作的形式已经形成。

肝癌的介入治疗方法有很多种，每种方法都有它的独特作用。介入手段可以单独使用，也可以与系统治疗、手术切除等组合使用。通过这些方法，我们可以为患者提供更好的治疗效果，让患者有更多的选择和希望。

六、钇–90：肝癌治疗的"精准核弹"

在抗击肝癌的战场上，我们迎来了一位新的战士——钇–90选择性内放射治疗（^{90}Y selective internal radiation therapy，^{90}Y-SIRT），它以其无与伦比的精准度和威力，被誉为肝癌治疗的"精准核弹"。让我们揭开这位战士的神秘面纱，一探它如何在抗癌征途中大放异彩。

肝癌，这个悄无声息的死神，每年在我国夺走近40万人的生命。尽管手术切除是一线希望，但大多数患者在确诊时已错过最佳时机，面对高达60%～70%的复发率，传统的治疗手段显得力不从心。

◎ 防：早期发现，预防为主

肝癌，这位潜行的死神，往往在无声无息中侵袭我们的生命。早期发现是预防肝癌的关键。通过定期体检，特别是对肝脏的筛查，我们可以在最早的阶段发现肝癌的踪迹，为后续的治疗赢得宝贵的时间。

◎ 筛：精准筛查，锁定目标

精准筛查是锁定肝癌的关键步骤。利用先进的影像学技术和生物标志物检测，我们可以更准确地识别肝癌的存在，为治疗提供明确的方向。

◎ 诊：钇-90是诊断与治疗的双重利剑

当肝癌被锁定，钇 -90 技术便展现出其诊断与治疗的双重能力。通过精准的放射性物质钇 -90 树脂微球的注入，我们不仅能够诊断肿瘤的位置和大小，更能在诊断的同时进行治疗，一举两得。

◎ 治：钇-90是"隐形导弹"，精准打击

在治疗阶段，钇 -90 技术以其"隐形导弹"般的精准度，对肿瘤进行致命一击。它利用肿瘤和正常肝组织不同的血供特点，将放射性的钇 -90 树脂微球精准注入肿瘤血管，实现了对肿瘤的"点对点"打击。

◎ 康：钇-90是生命的延续之光

钇 –90 治疗不仅能有效控制肿瘤的野蛮生长，还能显著延长患者的生存时间，为患者带来康复的希望。对于那些无法手术切除或消融的肝癌患者，钇 –90 提供了新的希望，照亮了生命的延续之路。

◎ 投资生命，收获希望

尽管钇 –90 治疗的成本较高，全程费用可能高达 40 万，但它带来的疗效和生命质量的提升是无价的。随着商业医保的逐步覆盖，这一门槛也在逐渐降低，让更多的患者能够触及生命的希望。

● 多学科的精诚合作：钇 –90 治疗不是单打独斗，而是需要肝胆外科、介入科、影像科等多学科团队的紧密协作，通过精确的评估和个性化的治疗方案，确保治疗的安全性和有效性。

● 更温和的"绿色疗法"：与传统的 TACE 相比，钇 –90 治疗的不良反应更轻微，治疗过程更加舒适，患者恢复更快。它就像一种绿色疗法，以最小的伤害达到最大的治疗效果。

● 辐射的"隐形斗篷"：钇 –90 放射出的 β 射线穿透力

有限，对周围人的辐射影响微乎其微。治疗后，患者体内的钇 -90 半衰期短，衰变产物对人体无害。

• 短暂的"生命隔离"：治疗后，患者需要进行短暂的隔离，以保护家人和周围的人免受辐射影响。这些措施虽然严格，但都是为了患者的安全和健康。

• 开启新纪元：钇 -90 选择性内放疗技术，以其显著的疗效、可靠的安全性和轻微的不良反应，预示着肝癌治疗的新篇章。随着技术的不断进步和应用的广泛推广，我们有理由相信，这项技术将为更多肝癌患者带来生命的希望和质量的提升，开启一个充满希望的新纪元。

肝癌，历来被称为"癌症之王"之一。我国每年肝癌新发病例 40 万左右，约占全球肝癌新发病例的 50%。这其中，仅仅 20%～30% 的肝癌患者可以接受手术切除，且 5 年内复发率高达 60%～70%；而多数患者在发现时已是中晚期，预后不佳！

当前，我国肝癌临床常用的治疗方法众多，然而不同治疗方法存在各自优势和局限性，单一的治疗方法很难使病情得到有效控制。故而，肝癌治疗的模式往往需要多学科参与、多种治疗方法协同。常用治疗方法包括肝切除术（liver resection，LR）、肝移植术（liver transplantation，LT）、消融治疗、肝动脉化疗栓塞术（transcatheter arterial chemoembolization，TACE）、放射治疗、系统抗肿瘤治疗等多种手段，针对不同分期的肝癌患者，选择合理的综合治疗手段使疗效最优化，是肝癌治疗的主要目标。

近年来，钇 –90 选择性内放射治疗（^{90}Y-SIRT）技术越来越受到国内外肝癌治疗专家的重视，陆续也在国内各大医院开始应用。

钇 –90 这项技术可以说专门为肝脏恶性肿瘤而"量身打造"。我们人体的正常肝组织和肝部肿瘤组织的血供来源不同，其中正常肝组织约有 75% 的血液供给来自于门静脉，而肝脏肿瘤几乎 100% 由肝动脉供血。依托于肝脏肿瘤的独特供血结构，钇 –90 这项治疗手段可以通过向肝动脉选择性注入带有放射性物质钇（^{90}Y）的树脂微球，即可实现对肝部肿瘤病灶的精准内放射治疗。举个例子，外放疗照射肿瘤，就像"狙击手打靶"，需要医生针对"靶子"进行瞄准；而钇 –90 微球则更像自带巡航系统的导弹，实现对肿瘤的精准打击。

治疗原理类似于放疗，但又不同于常规意义上的放疗。钇 –90 的实施需要借助精准的介入超选择技术，将搭载钇（^{90}Y）的树脂微球选择性注入肝脏肿瘤血管，通过释放高能量的 β 射线，能近距离杀灭肿瘤细胞，而对周围正常肝组织和环境影响较小。这种治疗方式完美融合了介入超选技术和内照射治疗，对肿瘤自内而外实施精确打击，因此，钇 –90 在业内也被称为肝肿瘤治疗"精准制导核武器"。而这其中的"弹药"——钇（^{90}Y）树脂微球注射液，作为被美国食品药品管理局批准的首款放射性微球，已在全球超过 50 个国家和地区上市，累计治疗超过 12 万人次，纳入美国和欧洲等多地医保，并获得美国国立综合癌症网络（NCCN）、欧洲肿瘤内科学会（ESMO）等权威指南推荐，在国际上拥有着很高的"江湖地位"。

钇 –90 之所以在肝癌诊疗领域拥有如此"地位"，还在于它的显著疗效。理论上患者接受钇（^{90}Y）治疗的区域，如果肿瘤的辐射吸收剂量达到了根治剂量，则该区域的肿瘤可以达到完全坏死的效果，其效果可以媲美外科手术切除及消融。在国际视角下，钇（^{90}Y）树脂微球选择性内放射治疗多年临床使用结果表明，对于无法手术切除或消融、肝功能代偿和全身状况良好的原发或转移性肝癌，它能有效控制肿瘤进展，显著延长患者生存时间。除此之外，这一先进技术还可作为肝部肿瘤降期转化治疗手段，用于不可切除或超移植适应证患者的降期转化治疗，为治愈性疗法的实施创造机会和条件。

当然了，高精尖的治疗手段背后是较高的成本。钇（^{90}Y）属于个性化定制治疗方案，不论是药物的核素提炼还是生产制备，乃至是运输到国内都需要特殊的渠道进行，钇（^{90}Y）树脂微球当前需要从新加坡订购，因药物本身具有放射性，全程需要由专机运输到国内，再通过专用转运设备及转运车输送到各大医院进行特殊存放。因此，从药品制备到运输成本，再到保存等多环节，整体的费用高达35.8万元。在我国，钇（^{90}Y）尚属于自费药物，全程治疗费用可能在40万左右，医保仅可以报销常规检查及部分治疗费用。不过，当前各省市的商业医保陆续将部分钇–90治疗相关费用纳入报销条件，有这方面需求的病友可以结合保单条款等前往咨询。

因为昂贵所以更加谨慎。钇（^{90}Y）树脂微球选择性内放射治疗整个流程也相当严格。当患者一旦准备进行钇（^{90}Y）治疗的患者初步评估合格，首先需要做进一步DSA造影、CBCT重建、血管预处理及^{99m}Tc-MAA的SPECT/CT评估。之后还需要包含肝胆外科、介入科、影像科、核医学科、肿瘤内科、肝病内科、放疗科等在内的多学科团队进行多学科会诊（multi-disciplinary treatment，MDT）讨论，结合患者各项评估指标和影像学评估结果，制订钇（^{90}Y）个性化治疗方案，随后进行处方剂量的严密计算，并且经过严格的模拟，方可进行钇（^{90}Y）微球的手术实施。

那^{90}Y-SIRT与常规TACE介入治疗又有何不同呢？我

们都知道，TACE 的治疗原理是通过肝动脉注射化疗药物和栓塞剂至肿瘤营养血管，导致肿瘤缺血性坏死的方式，来杀伤肿瘤细胞，更像是针对肿瘤的"饥饿疗法"，通过药物和栓塞材料达到"饿死"肿瘤的目的。而钇（^{90}Y）治疗是利用肿瘤肝动脉供血的机制，将钇（^{90}Y）树脂微球注射入肿瘤的供血动脉，使用近距离给予肿瘤细胞高能量辐射的方式，达到杀伤肿瘤的目的。相比之下，钇（^{90}Y）对血管栓塞效果较弱，也没有化疗药的不良反应，因此患者治疗后普遍不良反应比较轻微，治疗的舒适性较好。对大多数患者而言，^{90}Y-SIRT 治疗所产生的不良反应均较轻，可能出现的不良反应包括腹痛、恶心、发热、疲倦、食欲减退等，绝大多数程度较轻；可能导致的少见且较重的并发症包括胃、肠、膀胱的溃疡或炎症，放射相关的肝病，胆囊炎、胰腺炎、肺炎等，发生比率较低。总体来讲，并发症率较低，不用过于担心，经过术前处理并采用合适的剂量进行治疗，可避免绝大多数此类情况发生。

除了不良反应轻微，钇（^{90}Y）树脂微球的安全性也比较好。患者打进去钇（^{90}Y）微球后，放射出纯 β 射线，这种射线在人体组织中穿透距离短，最大约 11mm，平均约为 2.5mm，体外几乎检测不到 β 射线。而在患者体外，只会检测到由 β 射线撞击病患身体组织而散射出的"韧致辐射"。

治疗后 5～6 小时，家属或陪护人距离患者 1 米以上，受到的辐射值低于搭乘高空飞机时所接受的辐射，也就是说，钇-90 对周围其他人的射线伤害，还不如乘坐一次飞机受到的伤害大。同时，钇-90 的半衰期较短，约为 64.1 小时，因此在大约 2 周内就会释放 97% 的能量，衰变后产物为稳定的锆（^{90}Zr），对人体无毒无害，人体相容性极好。我们在为患者实施治疗后，为更好地监测不良反应与并发症，往往还会建议住院观察 1 天，这期间允许 30～40 分钟的探视，但应避免儿童及妊娠期家属长时间接触患者。治疗结束后，也会叮嘱患者尽量避免乘坐公共交通工具或出租车；1 周之内不要搭乘必须与邻座乘客共座 2 小时以上的交通工具（包括飞机）；1 周内不与伴侣共枕；1 周内避免与儿童或孕妇接触；1 周内每次与他人的近距离接触应不超过 1 小时，若接触时间延长，建议与他人保持 2 米以上的距离。治疗后 24 小时内，少量辐射会残留在尿液中，患者需使用坐便器，并冲马桶 2 次。而这样的防护标准远高于国外针对钇-90 术后的患者。

　　一面是更值得期待的疗效，一面是可靠的安全性，一面是轻微的治疗后不良反应，总的来说，钇-90 选择性内放疗作为一种前沿的肝癌治疗技术，其应用前景十分广阔，未来有望在肝癌治疗领域取得更多突破，造福更多患者。

七、肝癌的放射治疗

◎ 什么是放疗

放疗是放射治疗的简称，是一种通过放射线杀伤肿瘤细胞的治疗方法，早在一百年前就已经用于恶性肿瘤的治疗，是三大传统肿瘤治疗手段之一。根据照射技术的不同，放射治疗可以分为体外照射、近距离治疗和核素治疗三种模式。

体外照射也称为远距离放射治疗或外放疗，这是目前肝癌放疗中使用最为广泛的治疗方式。外放疗是将能够产生放射线的机器放置于人身体之外，在治疗过程中，机器产生的高能量射线聚焦于需要照射的肿瘤组织，对局部区域进行放射，从而达到杀伤局部病变的目的。我们通常所提及的放疗，绝大多数都是指的体外照射，目前大家经常听到的直线加速器、伽马刀、射波刀、TOMO、质子重离子照射等，都属于体外照射放疗技术。

不同于体外照射，近距离放疗是将能够产生放射线的放射源放置于人体的自然腔道或组织间隙内，紧邻需要照射的人体组织，与其进行"近距离接触"，从而达到治疗目的。目前在肝癌放疗领域，近距离放疗主要用于手术过程中肝脏肿瘤距离手术切缘较近的术中放射治疗。

放疗的第三种技术模式是核素治疗。一些放射性物质在衰变的过程中，会产生 α 射线或 β 射线，对于异常增生组织（如肿瘤组织、增生的瘢痕组织、功能亢进的甲状腺组织等）具有治疗作用。近年来为大家所广泛关注的钇 –90 治疗肝癌技术就属于核素治疗的范畴。

◎ 放疗真的可以治肝癌吗

早在 20 世纪中叶，放疗学者已经开始了肝癌放疗的探索，但由于当时的放疗技术精准度不佳，因此在经历了全肝放疗和肝脏移动条放疗的失败尝试后，放疗逐渐淡出了肝癌治疗领域。近年来，随着影像技术的发展及放疗技术的不断优化，放疗精准度日臻完善，放疗也再次逐渐应用于肝癌治疗，应用范围也越来越广。目前，放疗不仅单独用于早期肝癌、门静脉癌栓、肝癌转移灶的局部治疗，还与外科配合在术前转化治疗、术后辅助治疗中取得广泛应用。除此以外，放疗与靶向药物、免疫药物的联合治疗，也正在临床治疗中逐步得到应用。

◎ 早期肝癌患者是否需要做放疗

通常情况下，早期肝癌患者放疗并不是首选的治疗手段。但是，在个别情况下，放疗也会用于早期肝癌患者的治疗。以下三种情况，有可能会用到放疗。

第一种情况，那些年老体弱，合并有诸多慢性疾病，经过外科或介入科评估无法耐受手术、消融或介入治疗的患者。由于放疗（主要指外放疗）属于一种无创的治疗方法，所以针对上述人群，放疗可以作为一种很好的替代治疗选择。

第二种情况，针对的是一部分打算接受肝移植的早期肝癌患者。如果通过移植科医生的评估，符合肝移植的条件，但等待肝源期间，为了防止等待过程中肝脏肿瘤出现进展而失去移植的机会，在这个"等待期"，可以接受放疗。通过放疗，能够最大限度地控制肿瘤进展，从而为肝移植赢得时间。这种治疗方法，被称为肝移植前的"桥接治疗"。

第三种情况，是一些已经做过手术切除的 I 期肝癌患者。如果手术之后，病理报告显示手术切缘为"阳性"，这种情况下，术后是需要常规进行放疗的（在临床实际工作中，这种情况并不常见）。除此之外，对于手术中"窄切缘"的患者，术后加入放疗，会有更好的临床疗效（所谓"窄切缘"，指的是一部分肝脏肿瘤长在了紧邻大血管的位置，导致手术切除肿瘤时，难以满足切缘安全界限的要求，这种情况下的手术切缘，称为窄切缘）。

◎ 中期肝癌患者是否可以做放疗

对于绝大多数的中期肝癌患者，放疗也不是常规推荐的治疗手段，但以下几种情况，可以考虑选择放疗。

经过外科、介入科医生评估不适合，或者由于身体原因无法耐受手术、消融或介入治疗的患者，针对这部分肝癌人群，如果肝脏肿瘤相对局限，放射治疗也可作为局部治疗手段进行选择。

经过介入或消融治疗后，肝脏内的肿瘤病灶仍然存在活性，对于这部分患者，放射治疗经常作为一种联合治疗手段，成为肝癌患者的选择。

与早期肝癌患者一样，如果经过移植科医生评估，您符合肝移植的条件，放射治疗可以作为"桥接治疗"的手段，在等待肝源期间给予，从而降低等待期内肿瘤出现进展的概率，保证肝移植的顺利进行。

对于经术前评估可行手术或潜在可行手术切除的肝癌患者，放疗可以作为术前新辅助治疗或转化治疗的手段。通过术前放疗，可以使肝脏肿瘤缩小，从而减少肝脏的手术切除范围，增加残留肝组织的体积，降低手术切除难度，最大限度地与手术进行配合。

对于手术之后，病理报告显示为切缘"阳性"的肝癌患者，术后加入放疗是非常必要的。另外，如果手术中存在"窄切缘"的情况，实践证明，术后加入放疗，会有更好的临床疗效。

◎ 晚期肝癌患者哪些情况下需要做放疗

❶ 存在血管癌栓或胆管癌栓的情况

放射治疗对于治疗癌栓具有很好的疗效，因此针对门静脉癌栓（尤其是门静脉主干癌栓）、肝静脉癌栓、下腔静脉癌栓或肝内胆管癌栓的患者，放疗都是重要的治疗手段。

❷ 存在癌痛的情况

如果肝癌患者出现骨转移或腹膜后淋巴结转移，有些情况下会出现严重的癌性疼痛，放疗对于缓解癌性疼痛具有自己独特的优势。

❸ 与其他治疗方式联合的情况

放疗作为局部治疗的重要手段，目前经常会与其他治疗进行联合用于Ⅲ期肝癌的治疗。

● 放疗与手术的联合：对于肝脏肿瘤侵犯到大血管无法直接手术的患者，术前放疗可以使肿瘤缩小，从而降低手术难度；对于手术后切原阳性的情况或"窄切缘"的情况，术后放疗可以更好地降低局部复发概率；对于一部分拟行肝移植的患者，在等待肝源期间行放疗，可以降低等待期间肿瘤进展风险，为后续移植的顺利进行提供保障。

● 放疗与介入的联合：对于多次介入后，肝脏肿瘤仍存在活性的情况，加入放疗可以更好地控制肿瘤病灶。此外，先进行放疗，后续进行介入治疗，目前也是临床中的选择之一。

● 放疗与靶向药物、免疫药物的联合：已经有研究发现，放射治疗对于免疫治疗具有增敏的作用，目前放射治疗与靶向、免疫药物的联合，也已经在临床中广泛应用。

放疗是恶性肿瘤的重要治疗方式，单独应用或与其他众多治疗方式的联合应用已成为有效的肝癌治疗手段。

八、人工智能：肝癌诊疗新助手

肝癌是个悄无声息的杀手，它在全球癌症排行榜上名列前茅，是常见恶性肿瘤排名的第 6 位，致死率排名的第 3 位。据统计 72% 的肝癌发生在亚洲，这其中有超过 50% 发生在我国。早期诊断、个体化治疗方案的确定、高危复发患者筛查对于提高患者生存率至关重要。

随着科技的飞速发展，我们看到人工智能（artificial intelligence，AI）正以其独特的方式，为肝癌的诊疗带来革命性的变化，让我们对未来的医疗充满了期待和想象。

◎ AI在肝癌诊治中的神奇力量

① 影像诊断的超级助手

AI 就像一位不知疲倦的侦探，通过深度学习等先进算法，帮助医生快速捕捉到肝癌的蛛丝马迹，尤其是在疾病的早期阶段。它们在医疗领域的应用正日益广泛，而影像学诊断方面的潜力和价值正逐渐被发掘和认可。

肝癌作为常见的恶性肿瘤，早期诊断早期筛查对于提高患者生存率至关重要。肝癌的早期症状往往不明显，目前主要通过影像学及肿瘤标志物实现早期筛查。超声、CT和MRI是医学诊疗中常用的肝癌影像学检查手段，然而影像科医生对于早期病变，尤其是不典型病变的定性诊断水平仍存在较大差异。借助算法，如深度学习等，通过对大量的影像资料进行学习和分析，可实现肝癌影像的快速诊断，极大减轻了影像科医生的工作负荷，提升了早期肝癌的筛查效率及准确率。

目前研究显示，AI不仅可以鉴别肝脏病变，同时也可通过影像表现预测预后。这背后，是AI算法对影像资料进行的像素级的深度分析和模式识别，因此能挖掘肉眼无法识别的异常特征。

② 三维成像与手术导航的魔法师

传统的二维影像对于术中真实情况的评估仍有一定的局限性，因此手术方案的制订主要通过临床医生的经验。AI算法能够将二维影像转化为三维的立体图像，也可以帮助医生在手术中精准导航，就像在迷宫中找到了一条清晰的路径，提高了手术的安全性。

我们基于影像数据，将肝脏、病灶及其中重要脉管结构进行三维重建，可以更精准地制订肝脏手术方案，传统主要依靠人工绘制实现三维重建，时间及精力消耗极大，且存在较大的误差。借助 AI 算法，可实现快速的肝脏、重要脉管及病灶的三维重建，极大提升了医生的工作效率，同时提高评估的精准度，进一步明确手术切除的可能性和范围，提高了手术的安全性，实现了患者的最大获益。

依托影像数据（MRI、CT 等）及三维重建技术，术中导航技术领域迅猛发展，可以实现术前影像与术中解剖结构的精准对应，将虚拟影像投射于术中脏器，并根据手术进展实时更新，使肝脏外科手术更精准更安全。在手术过程中，AI 可以提供精确的导航和风险评估，减少术中不确定性导致的并发症的发生，帮助医生进行更精确的切除，从而提高手术的安全性。

未来，我们有理由相信，AI 将成为医生的得力助手，帮助他们更早、更准确地发现疾病，为患者提供更加个性化和精准的医疗服务。

❸ 个性化治疗的定制大师

AI 不仅仅是一位数据分析师，它能够整合各种生物医学数据，为每位患者量身定制治疗方案，就像为每个人量身定做高级定制服装。

在过去的数十年间，随着临床检测手段的发展和大量生物医学数据的积累，多模态、大数据为更精准地预测肝癌肝移植复发提供可能。医学影像领域高质量的成像技术，以及影像处理技术，让影像资料不再仅是图像，而是成为庞大的数据库。同时转录组学、蛋白组学等多组学监测手段的出现，利用 AI 方法，通过高通量的提取、整合涵盖医学影像信息、蛋白组学信息、转录组学信息等多组学习，分析高维数据，总结数据特征，进而实现临床辅助决策的支持。AI 能够根据患者的具体情况，如基因型、肿瘤特性等，为患者提供个性化的治疗方案，从而显著提高患者的生存，我们团队利用影像组学、临床组学特征实现了肝癌降期疗效的预测。

④ 远程医疗的贴心管家

AI 在远程医疗领域大展身手，它能够为肝癌患者提供个性化的术后管理，就像是患者身边的一位贴心管家，时刻提醒和记录复查情况。

肝癌患者需要长期的跟踪和管理，AI 为肝癌患者的术后管理提供了新的解决策略。个体化的制订随访策略，复查提醒，复查数据记录，随着大语言模型的更新迭代，也可实现随访数据的解读。同时在 AI 支持之下，远程医疗服务更加便捷，患者可实现互联网问诊，方便快捷地获得优质的医疗服务。随着 AI 大模型的出现，远程医疗领域有望迎来新突破，实现 AI 随访问诊，提高患者的随访体验，及时发现潜在风险患者，提高医疗质量和效率，优化随访服务流程。

◎ 未来的无限可能

AI 作为肝癌诊疗的新助手，正在逐步改变传统的医疗模式。随着技术的不断进步，我们有理由相信，AI 将在肝癌的早期诊断、治疗和患者管理中发挥越来越重要的作用。但它也面临着数据隐私和算法透明度等挑战，未来的研究需要在确保患者隐私和数据安全的前提下，进一步优化 AI 算法，提高其在肝癌诊疗中的准确性和可靠性。随着技术的不断进步，我们可以期待 AI 成为医疗领域的"超级英雄"。

九、肝癌的多学科会诊模式

肝癌的患者在求医的路上，都遇到过以下的疑惑。

不知道该挂哪一个科室，肝胆外科？肝胆内科？肝胆介入科？肿瘤科？放疗科？

网络上的信息纷繁复杂，真伪难辨，且每个人的身体状况都不尽相同，也不知道哪种治疗更适合自己？

询问了各路专家，每个"专家"给出的治疗方案都不一样，该听谁的？

"看到很多患者做了手术，可是我目前还不适合手术，那到底什么时候才能做手术？""我看的是内科医生，他能帮助我把握手术时机吗？""我看的是外科医生，他给我的药物治疗专业吗？"

肝癌患者往往还伴随有其他慢性疾病，如肝硬化、脾功能亢进、糖尿病、高血压等。这些合并症能一起得到治疗吗？

在这漫长而复杂的抗癌征途中，每一位肝癌患者都仿佛行走在茫茫迷雾之中，心中充满了不安与困惑。面对这些交织着希望与绝望的问题，我们首先要明白，每个人的病情都是独一无二的，因此，找到最适合自己的治疗路径，就如同在茫茫大海中寻找那盏指引方向的灯塔，虽不易，却至关重要。

如何解决肝癌患者求医路上的这些困难，找到最适合自己的治疗路径呢？推荐您了解一种正在各大医院推广的全新诊疗模式：多学科会诊（MDT）。

MDT 指的是以患者为中心，由多学科资深专家以共同讨论的方式，为患者制订个性化诊疗方案，提供一种综合性、全面的诊断治疗模式。

其核心理念包括：①以患者为中心；②多学科团队协作；③规范化、个体化、连续性综合诊疗；④最佳诊疗方案，最佳治疗效果。

简单来说，就是当患者前来就诊时，为患者服务的是与该患者的诊疗相关的所有科室的专家所组成的一个专业团队。

那么，专业团队通常由哪些人员构成呢？

以清华大学附属北京清华长庚医院的肝胆胰肿瘤多学科团队为例，常规的多学科团队成员包括肝胆胰外科、肝胆肿瘤科、放疗科、肝胆介入科、肝胆内科、放射科、临床药学科、中医科、病理科等，另外，根据每个患者不同的情况，可以邀请其他相关科室的专家临时参与。

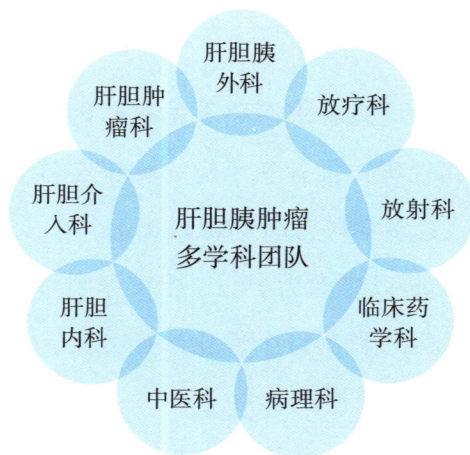

北京清华长庚医院的肝胆胰肿瘤多学科团队

　　当一位肝癌患者决定 MDT，首先会有一名专业的个案管理师与您取得联系，并负责追踪您全程的治疗。接下来，在个案管理师的安排下，MDT 团队会对您的病情进行充分的讨论和决策，最终给出目前最优的治疗方案，并安排方案的执行。在治疗方案执行的过程中，个案管理师会与医生、患者保持充分的联系和沟通，以确保方案的执行和根据患者的病情进行治疗方案的调整。

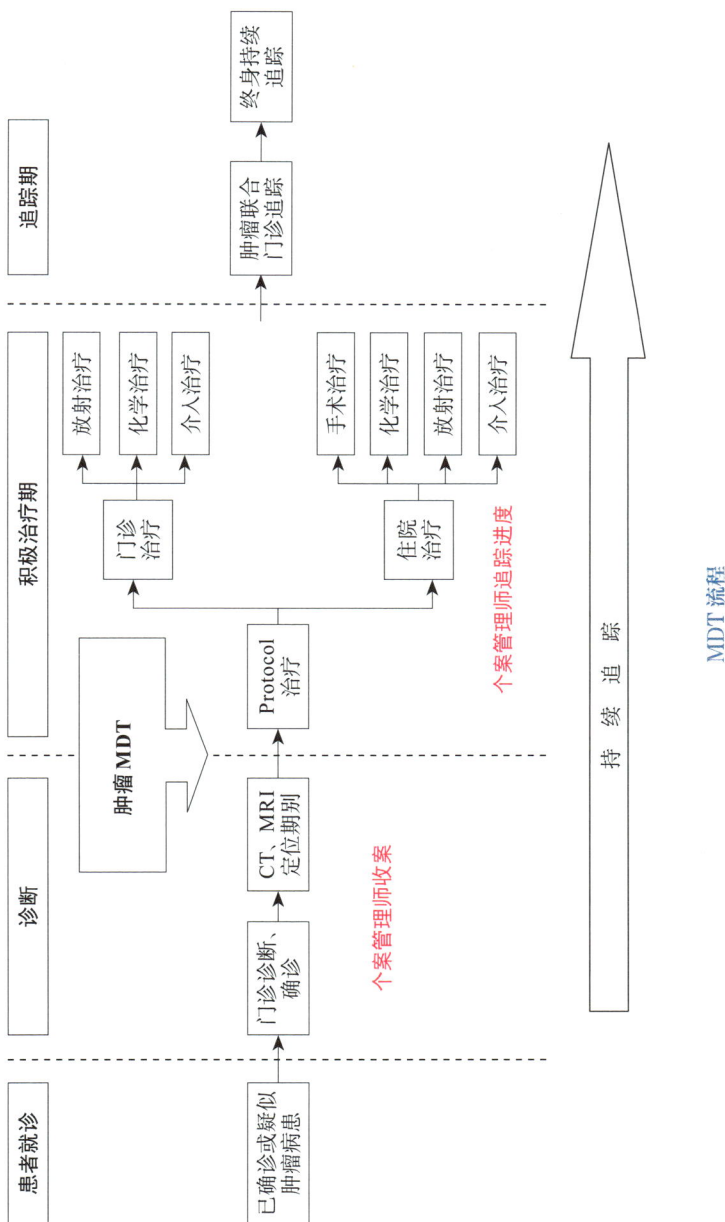

患者就诊	诊断	积极治疗期	追踪期

已确诊或疑似肿瘤病患 → 门诊诊断、确诊 → CT、MRI 定位期别

肿瘤 MDT

Protocol 治疗

门诊治疗 → 放射治疗 / 化学治疗 / 介入治疗

住院治疗 → 手术治疗 / 化学治疗 / 放射治疗 / 介入治疗

肿瘤联合门诊追踪 → 终身持续追踪

个案管理师收案

个案管理师追踪进度

持续追踪

MDT 流程

　　以就诊于清华大学附属北京清华长庚医院的一名患者老王为例。患者为中年男性，慢性乙型病毒性肝炎病史40余年，未规律服药，3年前突发呕血、黑粪，就诊于当地医院，检查提示"肝癌、门静脉癌栓、肝硬化失代偿、食管胃底静脉曲张破裂出血、脾功能亢进、白细胞减少、血小板减少"，病情十分严重，肿瘤已属于 BCLC C 期，当地外科医生告诉他无法进行任何手术治疗。同时，他的身体状况也不佳，肝功能不好，药物治疗进行了一段时间后也被迫停止，在这种情况下，预期寿命不超过半年。医生告诉他，现在他的病情太复杂，涉及多个问题，难以定下诊疗方案。治疗进入瓶颈，老王和家属心急如焚，来到清华大学附属北京清华长庚医院 MDT 门诊，在多学科团队的商讨下，为他定下了如下诊疗方案：针对门静脉癌栓进行放射治疗，联合靶向药物和免疫治疗控制肿瘤，同时给予保肝、升白细胞、升血小板等支持治疗，期待肿瘤好转后能有进行肝移植手术的机会。

　　幸运的是，经过 3 个月的精心治疗，老王的身体情况逐渐好转，肿瘤也明显缩小，达到了肝移植手术的标准，此时 MDT 团队再次发挥了作用，经过讨论后，建议老王接受肝移植治疗。经过一段时间的等待，老王等到了与他相匹配的肝源，进行了肝移植手术。手术十分顺利，现在，老王早已恢复了正常人的生活，回到老家后经常锻炼身体、外出旅游，与个案管理师定期保持联系。

在 MDT 模式下，患者的所有疑问可以通过一次门诊解决，而不是反复挂不同科室、来回跑医院，可以节约患者大量时间、精力与金钱；以患者为中心，多学科参与，各学科的专家共同商讨，打破了不同学科之间的认知壁垒，可以充分考虑到各方面因素，高效提供最佳诊疗方案；全程个案管理师跟踪管理、随访，治疗过程完整、连贯，极大提高医疗质量及效率。目前，清华大学附属北京清华长庚医院肝胆肿瘤患者进行 MDT 的比例为 100%，确保应用整合式的医学模式、创新的理念和技术、卓越的医疗服务为每一位肝胆肿瘤病患提供"一站式"的精准医疗服务。

十、肝癌的诊疗发展方向

　　肝癌，作为一种严重威胁人类健康的恶性肿瘤，其诊疗方法在过去几十年中取得了显著进展。然而，肝癌的高发病率和高死亡率仍然使其成为一个全球性健康难题。从早期诊断、手术治疗、放疗、药物治疗、免疫治疗和基因治疗六个方面进行突破，推广精准诊疗范式是肝癌未来的诊疗发展方向。

◎ 早期诊断

　　早期诊断是提高肝癌治愈率的关键。当前，肝癌的早期诊断主要依赖于影像学检查和肿瘤标志物检测。然而，这些方法存在一定的局限性。未来，液体活检技术的发展将为肝癌的早期诊断提供新的可能。液体活检通过检测血液中的循环肿瘤细胞（CTC）和循环肿瘤 DNA（ctDNA），能够在肝癌早期阶段发现肿瘤细胞的存在。此外，多组学技术的应用（包括基因组学、蛋白质组学和代谢组学），有望通过综合分析体液中的多种生物标志物，实现肝癌的早期精准诊断。

其中，液体活检技术的核心在于其无创性和高敏感性。与传统的组织活检相比，液体活检通过简单的血液抽样即可获取肿瘤相关信息，极大方便了患者。同时，液体活检能够反映肿瘤的动态变化，为实时监测肝癌的进展和治疗效果提供了新的途径。未来，随着高通量测序技术和生物信息学分析方法的发展，液体活检将进一步提升其诊断准确度和广泛应用性。

◎ 手术治疗

手术切除仍然是早期肝癌的主要治疗手段。随诊精准外科范式的广泛应用和普及。外科治疗全过程的精准性将大大提升，涵盖了病情评估、临床决策、手术规划、手术作业和围术期管理各个层面。肝癌外科操作将更加安全、高效和微创。

首先是病情评估和手术决策将更加智能化，AI 智能诊断及评估系统会自动配准多期影像并进行联动阅片，快速识别肝细胞癌、肝内胆管细胞癌、肝局灶性结节增生、肝囊肿、肝血管瘤等多类型病灶；提供精准定量评估，快速掌握病灶体积、位置等基本特征；对肝脏整体背景进行智能分析，脂肪肝、肝硬化等弥漫性病变。诊断完成后，人工智能软件可继续基于CT影像，实现肝内病灶、血管及胆管的三维重建，进行智能手术规划。

随着微创手术技术的发展，腹腔镜手术和机器人辅助手术越来越多地应用于肝癌的外科治疗中。这些技术能够在减少手术创伤和并发症的同时，利用腹腔镜的放大作用提高手术的精准性。未来，基于增强现实（AR）和虚拟现实（VR）技术的手术导航系统，将进一步提高手术的精准性和安全性。AR与VR手术导航，是利用增强现实技术和虚拟现实技术，将与腹腔镜影像、虚拟三维可视化图像融合重叠，这样可以直观明了地显示肿瘤在肝内位置及肿瘤与肝内胆管，血管的关系，再通过对影像的旋转、透明化等操作，使医生对病变的位置关系，在手术中树立直观立体的概念，仿佛拥有"透视眼"，从而进行精准的手术操作，降低手术风险。

此外，结合实时影像引导的手术机器人，医生可以通过远程操控机器人手臂，远程进行高精度的微创手术操作。这些技术的应用不仅能够提高手术成功率，还能够缩短患者的术后恢复时间。并有望惠及医疗不发达地区的患者。

　　肝移植作为晚期肝癌的重要治疗方法，未来有望通过器官保存技术和免疫抑制药的改进，提高移植成功率和患者的长期生存率。新的器官保存技术，如低温机器灌注（hypothermic machine perfusion）和常温灌注（normothermic machine perfusion），能够在移植前保持器官的活性，减少缺血再灌注损伤，从而提高移植效果。为解决供体短缺的问题，异种移植也会成为研究热点。2024 年 5 月，董家鸿院士团队合作完成猪 – 人肝肾联合异种移植就是一项有益探索。验证了基因编辑猪器官在人类器官联合移植中的可行性，为深入研究、改进异种移植技术奠定了重要基础。

◎ 放疗

　　放疗在肝癌综合治疗中占有重要地位。未来，基于先进影像技术的放疗设备（如质子治疗和重离子治疗），将进一步提高放疗的精准性和疗效。质子治疗和重离子治疗通过利用高能粒子束，在肿瘤部位释放大量能量，从而有效杀伤肿瘤细胞，同时最大限度地保护周围正常组织。

　　质子治疗和重离子治疗的优势在于其物理特性，使得能量可以在肿瘤部位集中释放，从而减少对周围正常组织的损伤。此外，结合影像引导技术（如 MRI 和 CT），放疗能够实现对肿瘤的精确定位和实时监测，从而提高治疗效果。

◎ 介入治疗

介入治疗是不开刀暴露病灶的情况下，在血管、皮肤上做直径几毫米的微小通道，在影像设备（血管造影机、透视机、CT、MR、B超）的引导下对病灶局部进行治疗的创伤最小的治疗方法。通常经股动脉插管将抗癌药物或栓塞剂注入肝动脉的一种区域性灌注局部化疗或化疗药物栓塞。

放射性微球治疗（如 ^{90}Y 微球）也将在肝癌的局部治疗中发挥越来越重要的作用。近 3 年国内多家医疗中心开展了钇 -90 肿瘤介入放疗技术。这种治疗方法通过将放射性微球直接注射到肝脏肿瘤血管中，利用放射性同位素的辐射效应杀伤肿瘤细胞。未来，随着微球材料和注射技术的改进，放射性微球治疗的安全性和疗效将进一步提升。

◎ 药物治疗

随着分子生物学和药理学研究的进展，靶向治疗药物和免疫检查点抑制药成为肝癌药物治疗的重要手段。未来，更多的靶向药物和免疫治疗药物将被研发和应用于临床。此外，纳米药物递送系统的发展将为肝癌药物治疗提供新的策略。通过纳米颗粒将药物精准递送至肿瘤部位，能够提高药物的治疗效果，减少系统性不良反应。

目前，已经有多个靶向治疗药物获批用于肝癌的治疗，如仑伐替尼（Lenvatinib）、索拉非尼（Sorafenib）和瑞戈非尼（Regorafenib）。这些药物通过抑制肿瘤细胞的生长和血管生成，从而抑制肿瘤的发展。未来，随着分子靶点的不断发现和新药研发技术的进步，将有更多针对不同肿瘤特征的靶向药物进入临床。

纳米药物递送系统的发展为肝癌的药物治疗提供了新的前景。纳米颗粒可以通过修饰和功能化，实现对肿瘤细胞的特异性识别和药物的精准递送，从而提高治疗效果。例如，基于脂质体和聚合物纳米颗粒的药物递送系统，能够在肿瘤部位实现高浓度的药物释放，减少对正常组织的不良反应。

◎ 免疫治疗

免疫治疗在肝癌治疗中的应用前景广阔。免疫检查点抑制药（如 PD-1/PD-L1 抑制药和 CTLA-4 抑制药）的成功应用，开启了肝癌免疫治疗的新纪元。未来，基因工程 T 细胞治疗（如 CAR-T 细胞和 TCR-T 细胞）将成为肝癌免疫治疗的重要方向。通过改造患者的 T 细胞，使其能够识别并杀伤肝癌细胞，有望显著提高治疗效果。

具体而言，CAR-T 细胞疗法通过在患者的 T 细胞中插入特定的抗原受体，使其能够识别和攻击肝癌细胞。目前，CAR-T 细胞疗法在血液肿瘤中已经取得显著疗效，未来在实体肿瘤中的应用前景也非常广阔。

此外，肝癌疫苗的研发也将成为未来的重要研究方向，通过激活患者的免疫系统，预防肝癌的发生和复发。肝癌疫苗可以通过递送肿瘤相关抗原，诱导特异性免疫反应，从而对抗肿瘤细胞。未来，随着疫苗技术的进步，肝癌疫苗有望在预防和治疗中发挥重要作用。

◎ 基因治疗

基因治疗作为一种前沿治疗手段，正在肝癌治疗中展现出巨大的潜力。CRISPR/Cas9 基因编辑技术的快速发展，使得靶向肿瘤相关基因的基因治疗成为可能。未来，通过基因编辑技术，能够修复或灭活肝癌相关的致病基因，从根本上治疗肝癌。此外，基因治疗还可以与其他治疗手段（如免疫治疗和化疗）联合使用，进一步提高治疗效果。

CRISPR/Cas9 技术的优势在于其高效、精准的基因编辑能力。通过设计特异性的向导 RNA，CRISPR/Cas9 能够靶向切割肿瘤相关基因，从而抑制肿瘤细胞的生长和分裂。未来，随着基因编辑技术的不断完善，基因治疗在肝癌中的应用将更加广泛和深入。

此外，基因治疗还可以通过递送治疗性基因，提高肿瘤细胞对放疗和化疗的灵敏度。例如，通过递送凋亡相关基因，可以增强肿瘤细胞对放疗和化疗的响应，从而提高治疗效果。

综上所述，肝癌的未来诊疗发展方向将朝着更加精准、个性化和综合化的方向发展。随着早期诊断技术、微创手术、放疗、药物治疗、免疫治疗和基因治疗的不断进步，肝癌的治疗效果和患者的生存率将显著提高。未来，基于 MDT 的肝癌精准诊疗范式，将为患者提供更加全面和有效的治疗方案。同时，随着医学科技的不断进步，肝癌的预防、诊断和治疗将迎来新的突破，为患者带来更多的希望和福音。

此外，患者教育和健康管理也将在肝癌的预防和治疗中发挥重要作用。通过普及肝癌相关知识，提高公众的健康意识，早期发现和及时治疗肝癌，将有助于降低肝癌的发病率和死亡率。总之，肝癌的未来诊疗发展将依赖于医学科技的进步和全社会的共同努力，为患者带来更好的治疗效果和生活质量。

第**5**章

肝癌的康复

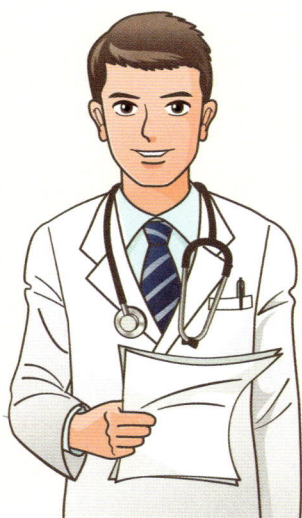

一、定期复查，重视随访

肝癌作为一种恶性肿瘤，具有转移和治疗后复发的生物学特性。因此，肝癌患者在接受治疗后，仍需要重视定期随访。随访，简而言之，就是患者在接受治疗后定期回到医院，接受医生的检查和评估。通过定期随访，医生不仅能及时了解患者的恢复情况，还能早期发现复发或转移，采取积极有效的治疗措施，提高治疗效果，同时避免病情恶化，提高患者的生存率和生存质量。

◎ 随访：抗癌路上的"守护神"

随访是治疗过程中不可或缺的一环；也是预防潜在问题加重的关键。肝癌患者需要正确认识随访的重要性，这不仅是对治疗效果的检验，更是对生命质量的持续呵护，是患者自身健康管理的必要环节。定期与医生的沟通，不仅能够获得专业的医疗建议，还能感受到来自医生的关心和支持。同时，医疗团队也会指导患者如何进行疾病自我管理、监测，提醒患者定期回诊事项，以促进患者康复。

◎ 随访时间安排：科学规划，步步为营

科学随访是提升肝癌疗效的重要措施，也是肝癌治疗中不可忽视的组成部分。医生会根据患者的治疗的方式、目的等设计随访计划。

● 肝切除术后患者的随访：对于接受了根治性切除手术的患者，术后 2 年内每 3 个月随访 1 次；术后 3～5 年每 6 个月随访 1 次。

● 介入治疗后的随访：通常为介入治疗后 3～4 周，根据随访结果确定下一次治疗时间。

● 放疗患者的随访：接受放疗期间患者应每 1～2 周于放疗科门诊定期随访，放疗结束后，4～6 周定期门诊随访，评估治疗效果。

● 接受免疫治疗和（或）靶向治疗患者的随访：建议每 3～4 周门诊随访，患者有任何的严重不适需及时就诊。

◎ 随访内容：全面细致，不漏一环

❶ 血液化验检查

• 甲胎蛋白（AFP）：对于术前 AFP 升高的患者，术后应定期监测 AFP 水平，以判断肿瘤是否复发或进展。

• 肝功能：了解肝脏功能恢复情况。

• 病毒复制情况：对于合并病毒性肝炎的患者，需监测病毒复制情况。

❷ 影像学检查

• 腹部 B 超：具有无创伤、无放射、方便、价廉的优点，是肝癌复发监测的重要手段。

• 增强 CT 或 MRI 检查：对于 B 超不能明确的情况，应及时行增强 CT 或 MRI 检查。

• 胸部 CT：必要时进行，以排除肺转移。

• 骨扫描：必要时进行，以排除骨转移。

◎ 随访方式：灵活多样，便捷高效

随着医疗技术的进步，随访方式也越来越多样化，可根据患者的实际情况灵活选择。对于居住在医院附近的患者，推荐定期门诊随访，享受面对面的专业服务。而对于行动不便或居住较远的患者，则可以选择互联网门诊进行线上随访，既便捷又高效。

◎ 注意事项：医患携手，共筑防线

患者及家属均应重视定期随访的必要性。患者居家期间，保持合理饮食、适量运动、戒烟酒等健康生活方式，有助于提高免疫力和生存质量。一旦发现任何不适症状或检查结果异常，应立即就医并与医疗团队保持紧密联系。

总之，肝癌患者的随访工作是一项长期而艰巨的任务。它需要患者、家属，以及医疗团队的共同努力和密切配合。通过科学规划随访时间、全面细致地进行随访内容检查、灵活选择随访方式，以及注意日常健康管理，我们可以有效地降低肝癌复发和转移的风险，提高患者的生存率和生存质量。在这场与肝癌的战斗中，让我们携手前行，共同守护生命的希望之光。

二、肝移植患者出院后健康指导

亲爱的移友们，首先祝贺您获得肝移植手术的成功，接下来您将进入到肝移植术后随访阶段，为了您的健康，请一定遵守以下注意事项。

- 当出现下列情况时请及时与肝移植个案管理师联系：高热、咳嗽有痰、呕吐、腹痛、腹泻、尿痛、全身乏力、四肢震颤、下肢水肿、黄疸、大便发白、小便发红，以及其他特殊不适。

- 尽量避免出入人群集中的公共场所，术后3个月内外出时尽可能戴口罩。

- 注意房间及身体卫生，外出后、餐前、便后务必洗手。

- 注意饮食规律，避免暴饮暴食，避免食用葡萄柚类水果。

- 尽量避免皮肤、黏膜外伤，避免强烈日光照射。

- 术后3个月内禁止接触猫、狗、鸟类等动物，不提倡饲养宠物。

- 术后 1 年内禁止接种任何活疫苗或减毒疫苗。

- 术后禁止服用未经允许的任何药物。

- 严禁擅自加量、减量或停用抗排斥药。

- 术后应规律进行门诊复查，1 个月内每周进行 1 次门诊复查，包括血常规、尿常规、肝肾功能、血药浓度、凝血功能、腹部超声等。

- 您家中应常规备有以下物品：体温计、血压计、血糖仪、体重秤等。

◎ 饮食

肝移植术后饮食务必遵守下列注意事项。

- 少食多餐：术后早期建议您最好少食多餐，切勿暴饮暴食。

- 肉类的食用：对于肉的种类没有特别的限制，但一定将肉煮熟。

- 注意饮食卫生：当您烹调家禽时，一定要将其洗干净，在烹调后要记住将所用的厨具及手洗干净后再去烹调别的食品，以防止沙门菌污染。平时注意饭前便后要洗手。良好的饮食卫生对您的健康非常重要。

• 葡萄柚和石榴：目前发现葡萄柚和石榴可以提高他克莫司和环孢素的血药浓度，生活中应避免食用。某些饮料中可能含有葡萄柚汁，建议在食用之前仔细阅读其成分。

◎ 运动

生命在于运动。手术后做什么样的运动最合适呢？在术后早期，我们认为快走是最适合的运动方式，这也是一种有氧运动。刚开始的时候，每天的运动时间控制在 30 分钟左右，并建议穿腹带，随着您肌力和耐受性的逐渐恢复，运动时间可逐渐延长。运动时，您如果感到气促，说话很困难，那您应该减少运动量；其他形式的运动，如力量训练等须在手术后 1 年后实施。诸如仰卧起坐、俯卧撑、引体向上等涉及腹肌的运动在手术后 6 个月内是绝对禁止的，以防出现切口疝。

◎ 体重控制

在移植后期，部分患者会出现脂肪肝，如何减脂呢？现在市场上各种各样的减肥药很多，您绝对不能使用减肥药。我们推荐的减脂方法是适当的节食和充分的运动相结合。

◎ 重返工作岗位

经过漫长的住院生活及院外休养，如果您的身体状况已经恢复到了接近正常人的水平。通常手术后 2～3 个月您就可以重返工作岗位了。如果工作，我们的意见是，注意工作期间是否容易产生疲劳或力不从心的感觉，如果没有上述感觉，您可以试着将工作时间逐渐延长，直至达到与正常人相同的时间。

◎ 饲养宠物

一般我们不提倡饲养宠物。因为动物身上不可避免的有大量的病原微生物，如弓形体、肺孢子虫、真菌等。如果您确实有饲养宠物的需要，也并非完全不可以。但一定要注意以下情况。

● 避免"亲密接触"：避免拥抱、接吻等亲密接触，与宠物接触后一定要洗手。

● 宠物应保持清洁：应经常给宠物洗澡，定期预防接种，宠物生病时应予隔离并及时治疗。

◎ 吸烟及饮酒

肝移植术后吸烟是绝对禁止的。酒精对肝脏功能有直接的影响，长期饮酒会导致脂肪肝及肝硬化。

◎ 服用中草药

请记住，在服用任何中草药之前，您应该向您的移植医生咨询。某些中草药具有肝毒性，长期服用对肝脏功能会造成明显的损害。

◎ 疫苗接种

肝移植术后1年之内禁止接种任何疫苗。因为在术后第1年内，您的免疫抑制药用量较大，机体免疫力处于一种严重抑制状态，在这种情况下，无论接种任何疫苗，机体都不会产生反应，也就是说，不会对某种疾病产生免疫力。1年以后，您的免疫抑制药用量降低，机体免疫力有所恢复，这时您才可以接种疫苗。需要强调的是，严禁接种减毒活疫苗。因为减毒活疫苗是将病毒或细菌毒性减低后制成的，对健康人来说，其不但不会致病，相反还会刺激机体产生免疫力。然而对您来说情况就不同了，由于您免疫力长期处于受抑制的状态，尽管减毒疫苗内的病原体毒性很低，也可能使您患病。常见的减毒活疫苗包括：脊髓灰质炎疫苗、牛痘、麻疹疫苗、流感减毒活疫苗、流行性腮腺炎疫苗、风疹疫苗、黄热病疫苗、卡介苗、百日咳疫苗、伤寒疫苗、副伤寒疫苗、霍乱减毒活疫苗、鼠疫疫苗、炭疽疫苗。

◎ 免疫抑制药服药指南

免疫抑制药是您术后使用的所有药物中最重要的一种，所以在使用方法上请一定注意下列事项。

一定要在规定的时间点服用免疫抑制药，通常在每天9 点和 21 点，或者每天 10 点和 22 点服用。

服用免疫抑制药前后 1 小时内禁止食用蛋白类食物。

切忌漏服，如果不慎漏服后，请立即与个案管理师联系，必要时检测免疫抑制药的血药浓度。请勿擅自增加剂量。

呕吐和腹泻都会对免疫抑制药的血药浓度造成明显影

响，一旦发生严重的不良反应，请一定要与个案管理师联系。

按时去医院采血监测主要免疫抑制药的血药浓度。

严格按照医嘱调整免疫抑制药用量，切勿自行调整用量。

参 考 文 献

[1] Sung H, Ferlay J, Siegel RL, et al. Global Cancer Statistics 2020: GLOBOCAN Estimates of Incidence and Mortality Worldwide for 36 Cancers in 185 Countries [J]. CA Cancer J Clin, 2021, 71(3): 209–249.

[2] Singal AG, Lampertico P, Nahon P. Epidemiology and surveillance for hepatocellular carcinoma: New trends [J]. J Hepatol, 2020, 72(2): 250–261.

[3] Han B, Zheng R, Zeng H, et al. Cancer incidence and mortality in China, 2022 [J]. Journal of the National Cancer Center, 2024, 4(1): 47–53.

[4] Gillies RJ, Kinahan PE, Hricak H, Radiomics:Images Are More than Pictures, They Are Data [J]. Radiology, 2016, 278(2): 563–577.

[5] Wang SY, Sun K, Jin S, et al. Predicting the outcomes of hepatocellular carcinoma downstaging with the use of clinical and radiomics features [J]. BMC Cancer, 2023, 23(1): 858.

[6] 瞿俊, 晏霜, 雷龙天洋, 等. 纳米递送系统线粒体靶向策略在肿瘤诊疗中的应用 [J]. 生物化学与生物物理进展, 2024, 51(1): 70–81.

[7] 徐晶晶, 胡滨, 娄月芬. 嵌合抗原受体 T 细胞免疫疗法在肝癌中的应用进展 [J]. 医学综述, 2023, 29(20): 4074–4083.

[8] 程倩, 朱继业. CRISPR/Cas9 基因编辑技术在肿瘤治疗中的应用前景 [J]. 生理科学进展, 2021, 52(4):5.